基础护理技术实训指导

主 编 张 健 张明哲（乌兰浩特市医院）张玉环

副主编 董 红 陈 静（乌兰浩特市医院）桂 兰

编 委 周晓冰 杭文地 代娜娜 郭仙鹤 张玉环

        张明哲 董 红 洪桂兰 张 健 陈 静

北京理工大学出版社

BEIJING INSTITUTE OF TECHNOLOGY PRESS

图书在版编目（CIP）数据

基础护理技术实训指导/张健，张明哲，张玉环主编. —北京：北京理工大学出版社，2016. 12（2020.12 重印）

ISBN 978 - 7 - 5682 - 0358 - 6

Ⅰ. ①基…　Ⅱ. ①张…　②张…　③张…　Ⅲ. ①护理学 - 教材　Ⅳ. ①R472

中国版本图书馆 CIP 数据核字（2016）第 317598 号

出版发行／北京理工大学出版社有限责任公司
社　　　址／北京市海淀区中关村南大街 5 号
邮　　　编／100081
电　　　话／（010）68914775（总编室）
　　　　　　（010）82562903（教材售后服务热线）
　　　　　　（010）68948351（其他图书服务热线）
网　　　址／http：//www. bitpress. com. cn
经　　　销／全国各地新华书店
印　　　刷／三河市天利华印刷装订有限公司
开　　　本／787 毫米×1092 毫米　1/16
印　　　张／14
字　　　数／336 千字
版　　　次／2016 年 12 月第 1 版　2020 年 12 月第 3 次印刷
定　　　价／39.00 元

责任编辑／施胜娟
文案编辑／施胜娟
责任校对／孟祥敬
责任印制／李志强

图书出现印装质量问题，请拨打售后服务热线，本社负责调换

前　　言

　　基础护理技术是一门应用型学科，是临床各专科护理的基础，是护生必须掌握的一门主干课程。编者根据不脱离教材并遵循现代职业教育的特点，按"贴近学生、贴近岗位、贴近社会"的原则，以现代护理理论为基础，听取临床护理专家、前辈及同行的意见，结合临床精心编写了《基础护理技术实训指导》，旨在使每一位护生能够扎实地掌握最基本的基础护理技术，为以后的临床护理工作打下坚实的基础。

　　本书共分三部分：

　　第一部分是临床常用基础护理技术操作项目；第二部分是临床常用基础护理技术评分标准；第三部分是临床护理常用礼仪及礼貌用语。

　　每项实训操作步骤力求简洁、条理清晰，从临床实践出发，便于学生理解掌握，面面俱到，内容科学，让学生从学校到临床"零"距离，能很快融入医院环境中，充分体现护理教学工作的整体性与人文性；评分考核标准是检验学生对所学知识的运用以及对理论联系实践的综合掌握程度；礼仪与礼貌用语是人与人之间沟通的桥梁，是相互尊重的良好开端，当今社会护患矛盾日益增多，如何减少护患矛盾，应从护生抓起，将礼仪与礼貌用语平时就融入训练当中，潜移默化地影响学生，让学生养成良好的习惯。

　　本书在编写的过程中，学习并引用了许多护理界前辈和同行的成果，也得到了单位领导和兄弟单位专家的支持及帮助，在此表示诚挚的感谢。

　　由于水平有限，时间仓促，编写经验不足，不妥之处在所难免，恳请大家批评和指正。

编　者

目 录

第一部分 临床常用基础护理技术操作项目

第二部分　临床常用基础护理技术评分标准

第三部分　临床护理常用礼仪及常用礼貌用语

参考文献

第一部分

临床常用基础护理技术操作项目

实训一 备用床

一、目的

保持病室整洁，迎接新病人（图1－1）。

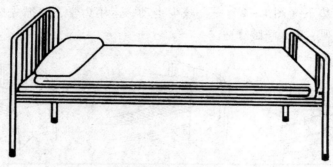

图1－1 备用床

二、评估

（1）检查床单位设施是否齐全，病床有无损坏和不安全因素。

（2）检查床上用品是否符合病床规格要求、适应季节的需要。

（3）观察床单位周围环境，判断是否适宜进行铺备用床的操作。

三、准备

1. 护士准备

（1）护士着装整齐，洗手，戴口罩。

（2）护士应熟知铺床中运用的人体力学原理，并能在操作中保持良好的姿势，做到节时省力，提高工作效率。

2. 用物准备

床、床垫、床褥、枕芯、棉胎或毛毯、大单、被套、枕套。

3. 环境准备

选择病室内无病人进餐、无治疗操作的时段。

四、实施

（1）按序备物，固脚轮，调高度，检查床垫并翻转——提高工作效率，避免床移动，床垫凹陷，节省体力。

（2）移床旁桌离床 20 cm，床旁椅置床尾正中，离床约 45 cm——方便操作。

（3）由床头至床尾平铺床褥。

（4）其余用物放在床旁椅上——方便拿取。

（5）铺大单：

1）取大单放床头床褥上，中线对齐床中线，分别向床头床尾展开。

2）先铺近侧床头：调整站姿，右手托起床垫，左手过中线拉紧床头大单包折在床垫下，在距床头约 30 cm 处向上提起大单边缘，使其同床边垂直，呈三角形，以床沿为界，将三角形分为两半，上半三角形暂时放在床上，先将下半三角平整地塞入床垫下，再把上半三角翻下塞入床垫下（图 1-2）——减少走动，运用力学，遵循先床头后床尾原则，要求大单平整、美观、病人睡卧舒适。

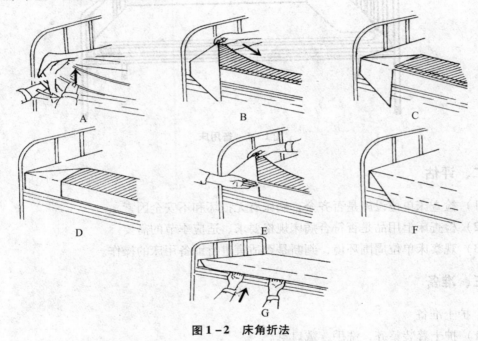

图 1-2 床角折法

3）左右手换位，同法铺好床尾大单。

4）调整站姿，两手拉紧中部边缘，塞入床垫下。

5）转至对侧，同法铺好对侧大单。

6）铺盖被：

被套式

● "S" 形式（图 1-3）

（1）取被套齐床头、床中线放置，分别向床尾近侧、对侧打开，正面向外，开口端向床尾。

（2）将被套尾部开口端的上层打开。

（3）将 "S" 形折叠的棉胎放入被套尾端开口处，底边与被套开口边缘平齐。

（4）拉棉胎上缘至被套封口端，对好两上角，棉胎向外展开，平铺于被套内，床尾三层整理，系好尾端带子，要求被头充满。

（5）盖被上端与床头平齐，两侧边缘向内折叠和床沿平齐，尾端塞入床垫下或与床尾平齐。

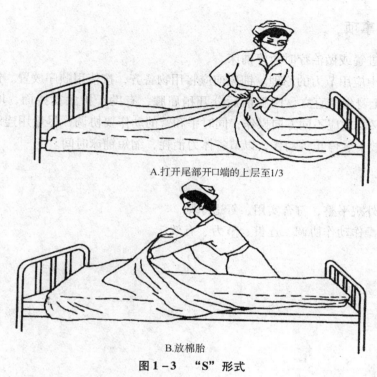

A.打开尾部开口端的上层至1/3

B.放棉胎

图1-3　"S"形式

● 卷筒式（图1-4）

（1）将被面正面向内平铺于床上，开口向床尾。

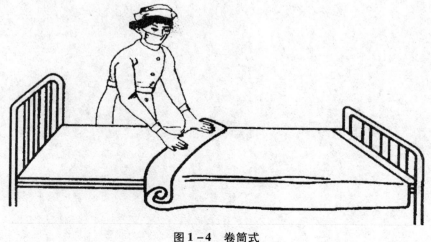

图1-4　卷筒式

（2）将棉胎平铺于被套上，上缘与被套封口边对齐。

（3）将棉胎与被套上层一并从床尾卷至床头或从床头卷至床尾，自开口处翻转至床头，拉平各层，系带。

（4）余同"S"形式折成被筒。

五、注意事项

（1）病人进餐或做治疗时暂停铺床。

（2）操作中应用节力的原理。铺床前应将用物备齐，按使用顺序放置。铺床时，身体应靠近床边，上身保持直立，两腿前后分开稍屈膝，有助于扩大支持面，增加身体稳定性，既省力，又能适应不同方向操作；同时手和臂的动作要协调，尽量用连续动作，避免过多的抬起、放下、停止等动作，以节省体力消耗，缩短铺床时间。

六、评价

（1）病床外观平整，符合实用、舒适原则。

（2）护士操作动作协调、连贯、节力、有效。

实训二 暂空床

一、目的

保持病室整洁，供暂离床活动的病人或新入院病人使用（图2-1）。

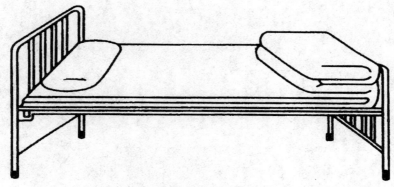

图2-1 暂空床

二、评估

（1）床上用物是否干净、整洁。

（2）床旁设施是否完好。

三、准备

除备用床用物外，必要时备橡胶单及中单。

四、实施

（1）按备用床操作方法，铺备用床。

（2）将备用床盖被三折于床尾。

（3）根据病情需要，铺橡胶单、中单，中线对齐，上缘距离床头45~50 cm（约相当于肘至指端），床缘的下垂部分塞入床垫下。

五、注意事项

（1）病员进餐或做治疗时暂停铺床。

（2）操作中遵守节力的原理。

六、评价

（1）病床符合适用、安全原则。

（2）操作符合节力原则。

（3）方便患者。

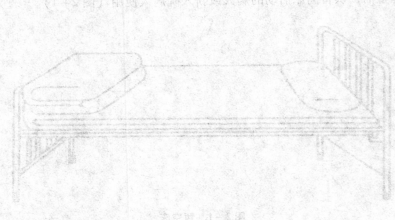

实训三　麻醉床

一、目的

（1）便于接收和护理手术后麻醉的病人。

（2）使病员安全、舒适及预防并发症。

（3）防止被褥被血液或呕吐物所污染（图 3 – 1）。

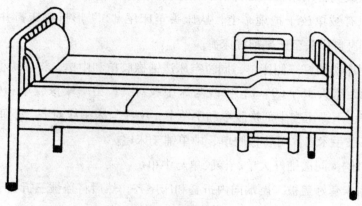

图 3 – 1　麻醉床

二、评估

（1）是否了解患者病情、手术部位、麻醉种类。

（2）床上用物是否洁净，床旁设施是否齐全。

（3）室内有无患者进行治疗和用餐。

三、准备

除备用床用物以外，另备：橡胶单及中单各两条，均为纵行双折两次成四折，治疗盘内盛血压计、听诊器、开口器、舌钳、弯盘、卫生纸、护理记录单、笔；根据需要备热水袋、吸痰器、氧气等（图 3 –2）。

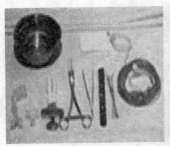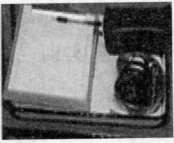

图 3 - 2　麻醉盘

四、实施

（1）物品摆放同备用床法，另将中单、橡胶单自下而上放于大单与被套中间。

（2）撤除原有被单放于护理车上，从床头至床尾"S"形折叠床褥并翻转放于大单上，翻转床垫，再自床头至床尾铺好床褥。

（3）同备用床法铺好一侧床单，同暂空床法铺橡胶单和中单，将一块橡胶单和中单铺于床中部，上缘距床头 45～50 cm，中线与床中线对齐；另一块橡胶单和中单铺于床头，上缘与床头平齐，下缘压在中部橡胶单和中单上，中线与床中线对齐，下垂边缘部分一并塞入床垫下。下肢手术者，可将橡胶单、中单铺于床尾。

（4）转至对侧，同法铺好大单、橡胶单与中单。

（5）同备用床套好盖被，尾端向内折叠和床尾齐，然后将盖被三折叠于背门侧和床缘齐，必要时，被中应放带套热水袋保温。

（6）套好枕套，将枕横立于床头，开口端背门，以防病员躁动时头部碰伤。

（7）床旁桌椅归还原处，将麻醉护理盘放于床旁桌上。必要时将输液架放于背门侧床尾。

五、注意事项

（1）铺麻醉床时应将全部被单更换为清洁被单。

（2）病人所需要的盖被，其厚薄应根据室温及季节加以调节。冬季应在被内放热水袋，夏季应注意不使病员出汗。

六、评价

（1）病床符合实用、耐用、舒适、安全的原则。

（2）护士动作协调、连贯、省力、有效。

（3）用物齐备，能满足使用需要。

实训四　卧床病人更换床单法

一、目的

（1）为卧床病人更换床单、被套、枕套，使其舒适，并保持病室的整洁、美观。

（2）使病人舒适，预防压疮。

二、操作步骤

【评估】

（1）评估患者的病情、意识、心理状况及配合程度。

（2）评估患者床单位的清洁度。

【计划】

1. 护理目标

（1）病人感觉舒适、安全。

（2）病室整洁、美观。

（3）护患沟通有效，满足病人的心身需要。

2. 准备

（1）护士准备：洗手、戴口罩、着装整齐。

（2）用物准备：大单、中单、被套、枕套、床刷及床刷套，需要时备便盆及清洁衣裤。

（3）环境准备：病室内无病人进餐或治疗。按季节调节室内温度。

【实施】

（1）核对医嘱，携用物至患者床旁，核对患者，向患者及家属解释卧床患者更换床单的目的及过程，并获得同意。

（2）移开床旁桌，移椅至床尾，被服按使用顺序置于椅上。

（3）按需要给予便器。

（4）放下床栏杆，一手托住病人头部，一手将枕头拉向对侧，协助病人向远侧翻身侧卧。

（5）安排妥当各种引流管及治疗措施（如病人身上有引流管及其他治疗措施时，应先从没有的一侧开始更换）。

（6）更换大单及中单（图4-1）。

①松开近侧大单及中单。

②将中单向床中线内卷至病人身下。

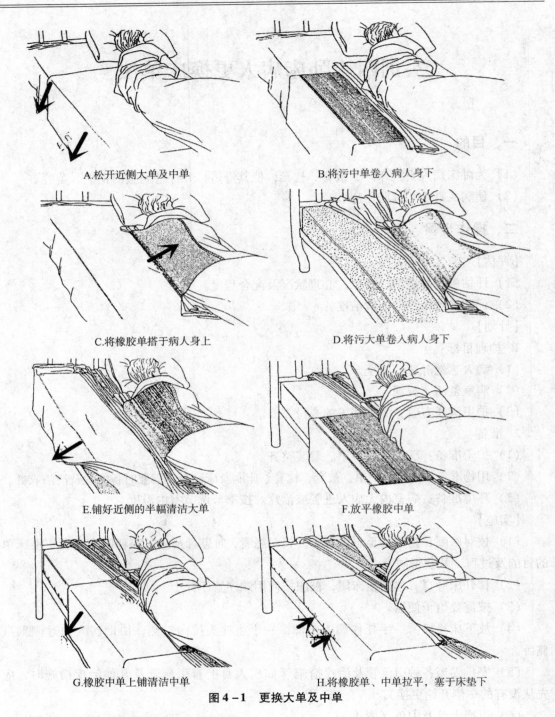

A.松开近侧大单及中单

B.将污中单卷入病人身下

C.将橡胶单搭于病人身上

D.将污大单卷入病人身下

E.铺好近侧的半幅清洁大单

F.放平橡胶中单

G.橡胶中单上铺清洁中单

H.将橡胶单、中单拉平，塞于床垫下

图 4-1　更换大单及中单

③扫净橡胶中单后搭在病人身上。

④将大单向床中线卷至病人臀下，扫净床褥并拉平。

⑤取清洁的大单，对齐中线铺好，先将远侧半边向内卷至病人身下，再将近侧半边头、尾端铺方角或斜角，将中间下垂的床单，拉紧塞至床垫下。将橡胶中单拉下铺平。

⑥取清洁中单，对准中线，将远侧半边向内卷至病人身下，再将近侧半边与橡胶中单一起平塞至床垫下。

⑦托起病人的头，移动枕头，协助翻身侧卧到已铺好的清洁床单上。翻身后安置妥当各种引流管及治疗措施。

⑧转至对侧，将各层污单卷出，置于污衣袋中，扫净橡胶单后，搭在病人身上，扫净床褥。将病人身下清洁大单、橡胶中单、中单逐层拉出铺好 。

⑨移枕协助病人平卧。

（7）更换被套。

（1）解开被套尾端系带，从开口处将棉被一侧纵行向上折叠1/3，同法折叠对侧棉被，手持棉被前端，呈"S"形折叠拉出，放于椅上。

（2）将清洁被套正面向外平铺于污被套上，同备用床法套好被套，撤出污被套放于污衣袋内，整理盖被，叠成被筒。

（3）至床尾，嘱病人屈膝，将被尾塞于床垫下。

（8）更换枕套。

（1）一手托住病人头部，一手将枕头撤出。

（2）取下枕套，置于污衣袋中。

（3）套好枕套，四角充实，系带。

（4）将枕头放在病人对侧头旁，一手托住头部，一手从颈下将枕头拉至病人头下，放平。

（9）将床旁桌及床旁椅搬回原处，开窗，通风。整理用物。

【注意事项】

（1）保证病人安全，体位舒适。

（2）注意节力。

（3）注意观察病人的病情变化。

【评价】

（1）病人感觉舒适、安全。

（2）操作轻稳节力，床单位整洁、美观。

（3）护患沟通有效，满足病人身心需要。

实训五　轮椅运送患者法

一、目的

（1）护送能坐起但不能行走的病人。

（2）协助病人活动，以促进其血液循环及体力恢复。

二、评估

（1）了解患者的病情、体重、躯体活动能力、病损部位、意识状态、心理反应、理解及合作程度。

（2）检查轮椅性能是否完好，地面是否干燥、平坦。

三、计划

（1）护理目标：保证患者安全、舒适，无病情变化并能主动配合。

（2）用物准备：轮椅、按季节备外衣，需要时备毛毯、别针。

四、实施

（1）检查轮椅性能，推至患者床旁。

（2）核对患者姓名、床号，解释目的、方法及配合事项。

（3）将轮椅推至床旁，使椅背与床尾平齐，将脚踏板翻起，拉起车闸以固定车轮，如无车闸，护士应站在轮椅后面固定轮椅，防止前倾。需要时将毛毯单层平铺于轮椅上，使毛毯上端高出患者颈部 15 cm。扶病人上轮椅，病人坐稳后，翻下脚踏板，嘱病人把脚踏在脚踏板上（图 5 - 1）。

（4）将毛毯围于患者颈部，并做成翻领和袖筒，用别针固定，再围好患者的上身、下肢和两脚。

（5）将病床铺成暂空床。

（6）推轮椅时，嘱病人手扶轮椅扶手，尽量靠后坐。嘱病人身体勿向前倾或自行下车；下坡时要减慢速度并注意观察病人病情。

（7）协助病人下轮椅将轮椅推至床旁，固定好轮椅，翻起踏脚板，扶病人下轮椅。

（8）协助患者取舒适卧位，盖好盖被。整理床单位，归还轮椅，必要时做记录。

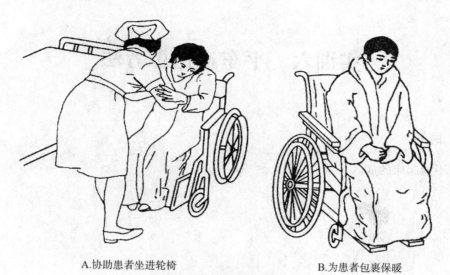

A.协助患者坐进轮椅　　　　B.为患者包裹保暖

图 5-1　轮椅运送法

五、注意事项

（1）经常检查轮椅，保持良好的性能。

（2）推轮椅速度要慢，以免病人不适或发生意外。

六、评价

（1）患者坐在轮椅上无疲劳及不适反应，感觉舒适。

（2）护患沟通有效，患者能主动配合，接受指导。

（3）护士操作规范，动作轻稳、省力、协调，运送安全、顺利。

实训六 平车运送患者法

一、目的

运送不能起床的病人（图6-1）。

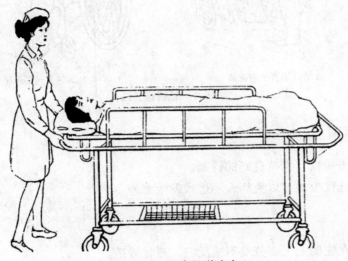

图6-1 平车运送病人

二、操作方法

（1）挪动法适用于病情许可、能够在床上活动者。

①向病人解释，指导病人挪动方法，以取得病人的配合。

②将推车紧靠床边，将毛毯或盖被平铺于平车上，护士协助病人移向床边，护士用身体抵住平车。协助病人以上身、臀部、下肢顺序向平车挪动，使病人躺卧舒适，用毛毯包裹病人，露出头部。整理床单，铺好暂空床。

③下平车顺序是嘱病人先挪动下肢、臀部，再挪动上半身。

（2）单人搬运法适用于体重较轻病人或儿科病人。

①将平车推至床尾，使平车头端与床尾呈钝角。

②向病人解释，以取得病人合作。松开盖被，协助病人穿好衣裤。

③护士一只前臂自病人腋下伸到肩部外侧，另一只前臂伸到病人大腿下。病人双手交叉于护士颈后，护士抱起病人移步转身，将病人轻放于平车上，使病人躺卧舒适，用毛毯包裹病人（图6-2）。

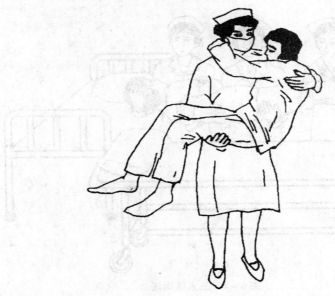

图 6-2　单人搬运法

（3）两人或三人搬运法适用于体重较重的不能活动的病人。

①同单人搬运。

②两人搬运时，护士甲一手臂托住病人的颈肩部，另一手臂托住腰部，护士乙一手臂托住臀部，另一手臂托住病人腘窝，合力抬起，病人身体稍向护士侧倾斜，两人同时移步至平车，轻放于平车上，使病人躺卧舒适，包裹好毛毯（图 6-3）。

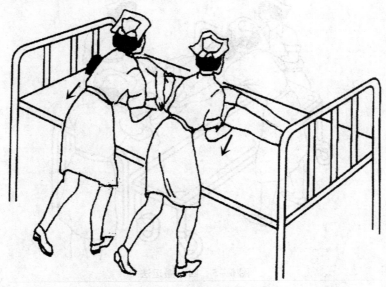

图 6-3　双人搬运法

③三人搬运时，护士甲托住病人的头、肩胛部，护士乙托住病人的背、臀部，护士丙托住病人腘窝、腿部（图 6-4）。

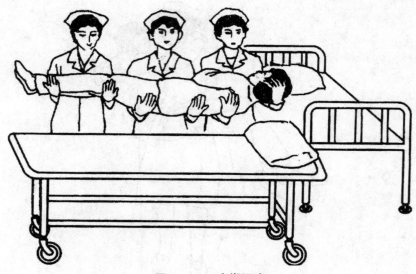

图 6 - 4　三人搬运法

（4）四人搬运法适用于病情危重或颈、腰椎骨折等病人。

①移开床旁桌椅，推平车紧靠床边，在病人腰臀下铺中单。

②护士甲站于床头，托住病人的头及颈肩部；护士乙站于床尾托住病人的双腿；护士丙和护士丁分别站于病床和平车的两侧。四人合力同时抬起病人至平车上，使病人躺卧舒适，包裹好毛毯（图 6 - 5）。

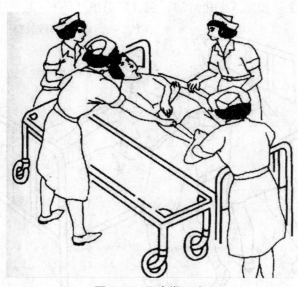

图 6 - 5　四人搬运法

三、注意事项

（1）搬运前检查平车。

（2）注意节力。搬运时尽量让病人身体靠近搬运者，使重力线通过支撑面保持平衡，缩短重力臂距离达到省力。搬运时动作要轻稳，协调一致，推车速度适宜，确保病人的安全、舒适。

（3）运送过程中，病人的头应卧于大轮一端，可减少颠簸引起的不适；推车时护士应站在病人头侧，以便于观察病情。

推病人上下坡时，病人的头应在高处一端，以免引起病人不适（图6-6）。

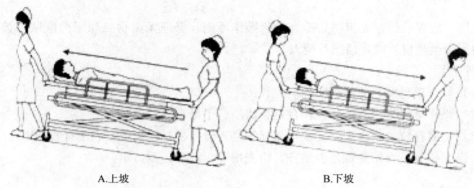

A.上坡　　　　　　　　　　　　　B.下坡

图6-6　平车上下坡

有静脉输液管及引流管病人，需注意保持输液和引流管道通畅。搬运骨折病人，在平车上应垫木板，注意固定好骨折部位再搬运。

推车出门时应先将门打开，不可用车撞门，避免震动病人或损坏建筑物。

四、评价

（1）护患沟通有效，患者能够配合。

（2）护士动作规范、配合、协调。

（3）搬运过程顺利、安全，病人无不适和意外发生。

实训七　无菌技术基本操作

一、目的

取用、放置、保存无菌物品符合无菌操作原则，保证无菌物品和无菌区域不被污染。防止病原微生物侵入或传播给其他人。

【评估】

（1）操作项目及目的是否明确。

（2）操作环境是否整洁，操作台是否清洁、干燥、平整。

（3）物品存放是否合理，无菌物品标签是否清楚，是否在消毒灭菌有效期内。

（4）工作人员衣帽穿戴是否整齐，检查指甲，洗手，戴口罩。

二、计划

1. 目标

（1）操作符合无菌技术原则，保证无菌物品及无菌区域呈无菌状态。

（2）取用、放置无菌物品有序、节力。

（3）物品存放合理，无菌物品标签清楚，在消毒灭菌有效期内。

（4）患者与工作人员未见交叉感染。

2. 用物准备

（1）无菌持物钳：常用无菌持物钳有三叉钳、卵圆钳和长、短镊子四种。

（2）无菌容器：无菌盒、罐、盘及储槽。

（3）无菌包：包内有无菌治疗巾、敷料、器械等。

（4）无菌溶液、启瓶器、弯盘等。

（5）无菌橡胶手套。

（6）治疗盘、纸张、签字笔。

三、实施

1. 无菌持物钳（镊）使用法

无菌持物钳是专门用于取用和传递无菌物品的，分为干式无菌持物钳、湿式无菌持物钳两种。湿式无菌持物钳应浸泡在盛有消毒溶液的无菌光口容器内，液面需超过轴节以上 2~3 cm 或镊子 1/2 处。容器底部应垫无菌纱布，容器口上加盖。每个容器内只能放一把无菌持物钳（镊）。临床上常用的持物钳（镊）有卵圆钳、三叉钳和长、短镊子（图 7-1）。

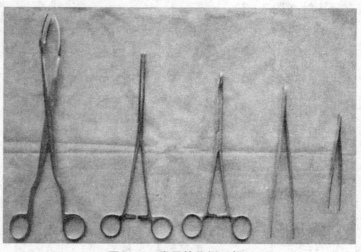

图7-1　常用持物钳（镊）

卵圆钳：钳的柄部有两环，使用时手指套入环内，镊的下端（持物钳）有两个小环，可用以夹取刀、剪、钳、镊、治疗碗及弯盘等。由于两环平行紧贴，不能持重物。

三叉钳：结构和卵圆钳相似。不同之处是钳的下端为三叉形，呈弧形向内弯曲。用以夹取盆、盒、瓶、罐等较重的物品。

镊子：尖端细小，使用时灵活方便。使用于夹取棉球、棉签、针头、注射器、缝针等小物品。

（1）湿式无菌持物钳的操作法（图7-2）。

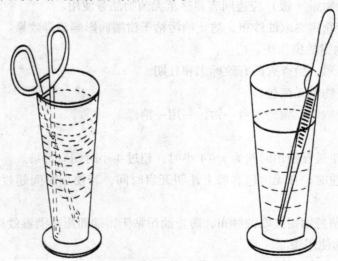

图7-2　湿式无菌持物钳、镊浸泡法

①洗手、戴口罩，检查灭菌有效标志和日期。

②打开浸泡无菌持物钳的容器盖。

③手持无菌持物钳，使钳端闭合取出。用后钳端垂直放入容器，然后松开轴节，便于

持物钳与消毒液充分接触（图7－3）。

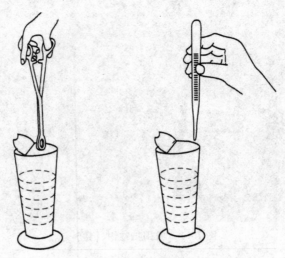

图7－3　无菌持物钳的使用

④无菌持物钳及容器每周高压蒸汽灭菌一次，同时更换消毒液。使用频率较高的部门（如门诊换药室、注射室等）应每天灭菌。

注意事项：

取放无菌持物钳时，不可触及容器口缘及液面以上容器内面，以免污染。手指不可触摸浸泡部。使用时保持尖端向下，不可倒转向上，以免消毒液倒流污染尖端。如取远处无菌物品时，无菌持物钳（镊）应连同容器移至无菌物品旁使用。

不可用无菌持物钳夹取油纱布，防止油污粘于钳端而影响消毒效果。

（2）干式持物钳的操作法。

①洗手、戴口罩，检查灭菌有效标志和日期。

②打开无菌持物钳无菌包。

③取用无菌持物钳，做到一台一钳，一用一消毒。

注意事项：

· 干式持物钳最佳使用时间为1～4小时，超过4小时则有污染。

· 打开无菌包时，在无菌包容器上注明开启时间，若使用时间超过4小时应重新更换容器及持物钳。

· 不可用无菌持物钳夹取油纱布，防止油污粘于钳端而影响消毒效果。

2. 无菌容器的使用法

经灭菌处理的盛放无菌物品的器具称无菌容器，如无菌盒、储槽、罐等。

（1）操作方法。

①洗手、戴口罩，检查灭菌有效标志和日期。

②取物时，打开无菌容器盖，将盖内面向上置于稳妥处，或拿在手上（图7－4）。

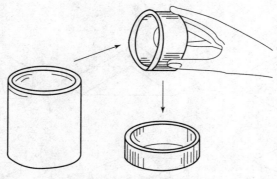

图 7 - 4 打开无菌容器

③取物后，将盖翻转内面向下，移至容器上盖严。用毕即将容器盖小心盖严，避免容器内无菌物品在空气中暴露过久。

④持无菌容器时应托住底部，不可触及容器的内面及边缘（图 7 - 5）。无菌容器应每周消毒灭菌一次。

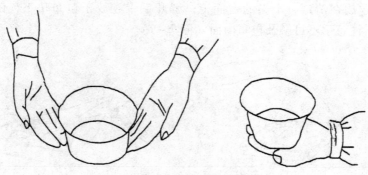

图 7 - 5 手持无菌容器

（2）注意事项。

①不能在无菌容器上方翻转容器盖，防止污染容器内物品。

②拿盖时，手勿接触盖的边缘及内面。

③避免无菌容器内物品在空气中暴露过久。

3. 无菌包的使用法

无菌包布是用质厚、致密、未脱脂的棉布制成双层包布。其内可存放器械、敷料以及各种技术操作用物，经灭菌处理后备用。

（1）操作方法。

①洗手、戴口罩。

②无菌包的包扎法：将物品置于包布中间，内角盖过物品，并翻折以小角，而后折盖左右两角（角尖端向外翻折），盖上外角，系好带子，在包外注明物品名称及灭菌日期。（图 7 - 6）

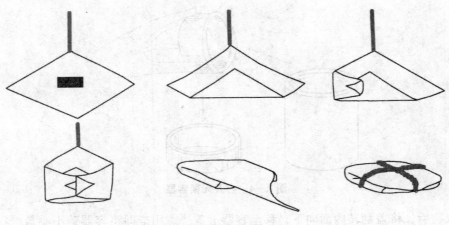

图 7-6　无菌包包扎

③无菌包的打开法。

A. 取无菌包时，先查看名称、灭菌日期及标志，是否开启、干燥、松散等。

B. 将无菌包放在清洁、干燥的台面上，解开系带卷放于包布角下，依次揭左右角，最后揭开内角，注意手不可触及包布内面（图 7-7）。

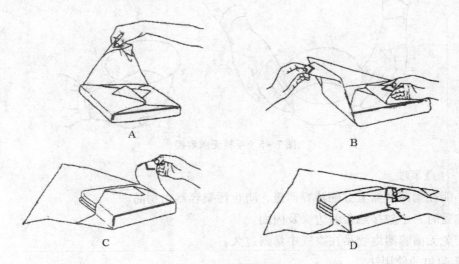

图 7-7　无菌包打开法

C. 用无菌持物钳取出所需物品，放在已备好的无菌区域内。

D. 如包内物品一次未用完，则按原折痕包好，注明开包日期，有效期为 24 小时。如不慎污染包内物品或被浸湿，则需要重新灭菌。

E. 取小包内全部物品时，可将包打开，解开系带挽结，一手托住无菌包，另一手依次打开包布四角翻转塞入托包的手掌心内，准确地将包内物品放入无菌容器或无菌区域内（勿触碰容器口缘），盖好（图 7-8）。

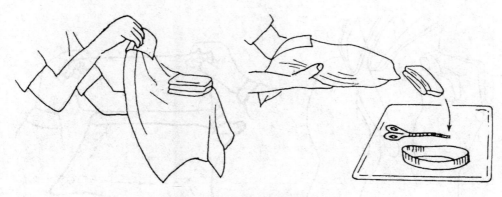

图7-8 小包无菌物品取用法

4. 无菌盘的铺法

无菌盘是将无菌治疗巾铺在清洁、干燥的治疗盘内，使其内面为无菌区，可放置无菌物品，以供治疗和护理操作使用。有效期限不超过4小时。

（1）操作方法。

①无菌治疗巾的折叠法：将双层棉布治疗巾横折两次，再向内对折，将开口边分别向外翻折对齐（图7-9）。

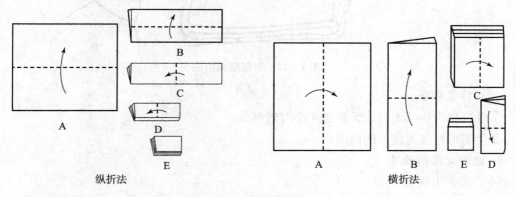

纵折法　　　　　　　　　　　　　横折法

图7-9 无菌巾折叠法

②铺无菌盘法：洗手，戴口罩，检查灭菌有效标志和日期。打开无菌包，用无菌持物钳取一块治疗巾放于资料盘内。单层铺盘：双手捏住无菌巾一边两角外面（图7-10），轻轻展开，双折铺于治疗盘上，将上层三折成扇形，边缘向外（图7-11），治疗巾内面构成无菌区。双层底铺盘：双手捏住无菌巾一边两角外面，轻轻展开，三折铺于治疗盘上（底为双层），将上层三折成扇形，边缘向外（图7-12），治疗巾内面构成无菌区。

③取所需无菌物品放入无菌区内，覆盖上无菌巾，使上、下层边缘对齐，多余部分向上反折。

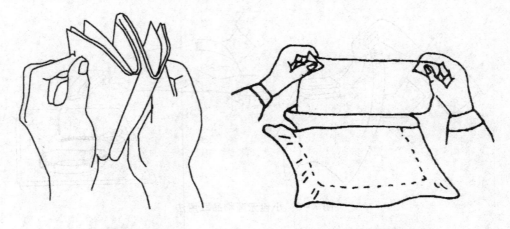

图 7－10　无菌巾打开法　　　　　　图 7－11　单层铺巾法

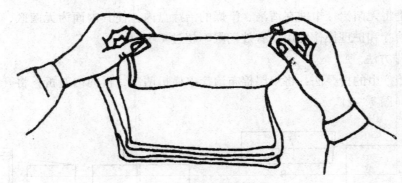

图 7－12　双层底铺巾法

（2）注意事项。

①保持盘内物品无菌，无菌盘 4 小时内有效。

②手不可触及无菌巾的内面。

5. 取用无菌溶液法

（1）操作方法。

①洗手、戴口罩。

②取无菌溶液瓶，核对灭菌物品名称、剂量、浓度、灭菌有效期，检查瓶盖有无松动，瓶壁有无裂痕，溶液有无沉淀、混浊、变色、絮状物。符合要求方可使用。

③揭去铝盖，常规消毒瓶塞，以瓶签侧面位置为起点旋转消毒后，用拇指与食指或双手拇指将瓶塞边缘向上翻起。用一手食指和中指撑入橡胶盖内拉出，另一手拿溶液，瓶签朝向掌心。

④先倒少量溶液于弯盘内，以冲洗瓶口，再由原处倒出溶液于无菌容器中（图 7－13）。

⑤无菌溶液一次未用完时，按常规消毒瓶塞、盖好。注明开瓶日期，有效期不超过 24 小时。

⑥如取烧瓶内无菌溶液时，解开系带，手拿瓶口盖布外面，取出瓶塞，倾倒溶液的方法同上。

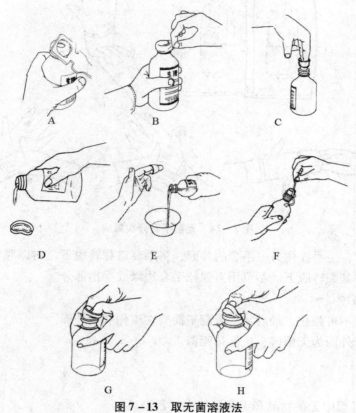

图 7 – 13　取无菌溶液法

（2）注意事项。

①手不可触及瓶口及瓶塞内面，防止污染瓶塞。

②不可将物品伸入无菌溶液瓶内蘸取溶液，已倒出的溶液不能再倒回瓶内。

③倒溶液时，勿使瓶口接触容器口边缘。

6. 戴无菌手套法

（1）操作方法。

①修剪指甲、洗手、戴口罩。

②核对手套号码及有效期。

③打开手套袋。

④取滑石粉涂抹双手，注意避开无菌区。

手套可分别（图 7 – 14）或同时取出。双手分别捏住袋口外层，打开，一手持手套翻折部分（手套内面），取出；另一手五指对准戴上，将戴好手套的手指插入另一只手套的翻折面（手套外面），取出。同法将另一只手套戴好。

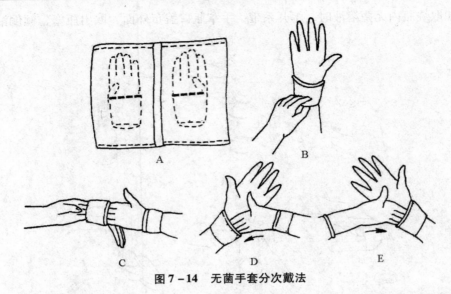

图 7 - 14 无菌手套分次戴法

⑤脱手套时，一手捏住另一手套的外面，将手套口翻转脱下，再以脱下手套的手插入另一手套内，将其翻转脱下。不可用力强拉手套边缘或手指部分。

（2）注意事项。

①戴手套时不可强拉。最后将手套翻折面套在工作衣袖外面。

②注意手套外面为无菌区，应保持无菌。

四、评价

（1）操作过程中无菌物品和无菌区域未被污染。

（2）物品取放有序、节力，动作熟练、准确。

实训八 隔离技术

一、目的

防止病原菌在工作人员和患者间传播，切断传播途径，防止医院内感染。

二、评估

（1）病室环境是否符合隔离原则。

（2）患者的病种、治疗和护理措施、目前状况；患者目前采取的隔离种类、隔离措施。

（3）患者的心理状况和对疾病的认识程度。

三、计划

1. 目标

（1）让患者理解隔离的目的，能配合护理工作。

（2）护患之间未造成交叉感染。

（3）患者及家属知道隔离原则，学会简易隔离方法。

2. 用物准备

（1）治疗盘内盛已消毒的手刷、10%皂液、清洁干燥的小毛巾、避污纸，盛放用过的刷子、小毛巾、避污纸的容器各一个（无洗手池设备时，另备消毒液和清水各一盆）。

（2）隔离衣一件。

（3）按需准备操作用物。

四、实施

操作步骤

1. 工作帽的使用

工作帽可防止头发上的灰尘及微生物落下造成污染，护理传染患者时也可保护自己。工作帽应大小适宜，头发全部塞入帽内，不得外露。每周更换两次，手术室或严密隔离单位，应每次更换。普通病房护士可戴燕帽。

2. 口罩的使用

戴口罩是保护患者和工作人员，避免相互感染，并防止飞沫污染无菌物品的有效措施。口罩应盖住口鼻，系带松紧适宜，不可用污染的手触及。不用时不宜挂在胸前，应将清洁面向内折叠后，放入干净衣袋内。口罩应4~8小时更换一次，若有潮湿，应及时更换。

工作帽及口罩的戴法如图8-1所示。

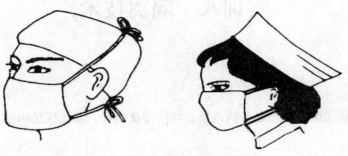

图8-1 工作帽、口罩的使用

3. 手的消毒

病房及各诊疗科室应设有流动水洗手池，开关采用脚踏式、肘式或感应式，配擦手毛巾或风干机；不便于手洗时，应配备快速手消毒剂。

（1）洗手：用普通肥皂和水反复揉搓手心、指缝、手背、手指关节、拇指、指腹、指尖、腕部，时间不少于10秒，流动水洗净。按照规定动作（图8-2），有力地摩擦涂有肥皂的手的各面，每个步骤中双手互相摩擦，然后用流动水冲洗，再用风干机或毛巾擦干。

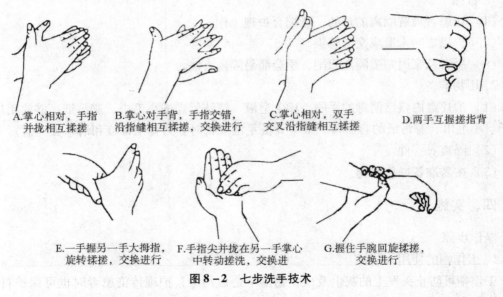

A.掌心相对，手指并拢相互揉搓　　B.掌心对手背，手指交错，沿指缝相互揉搓，交换进行　　C.掌心相对，双手交叉沿指缝相互揉搓　　D.两手互握搓指背

E.一手握另一手大拇指旋转揉搓，交换进行　　F.手指尖并拢在另一手掌心中转动搓洗，交换进　　G.握住手腕回旋揉搓，交换进行

图8-2 七步洗手技术

（2）刷手：取无菌刷蘸肥皂乳（肥皂块），按前臂、腕部、手背、手掌、手指指缝、指甲顺序彻底洗刷半分钟，用流动水冲洗皂沫，换刷另一只手，反复两次，共刷2分钟，用毛巾擦干双手（图8-3）。

（3）用消毒液消毒双手：将双手浸泡于消毒液中，用小毛巾或手刷反复擦洗2分钟，再用清水冲洗揩干双手。

4. 污物袋的使用及处理

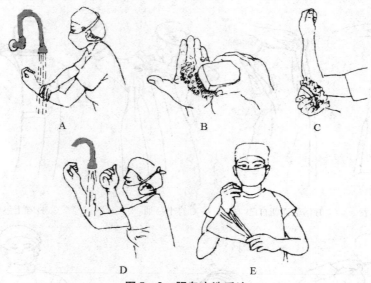

图 8-3 肥皂水洗手法

凡被污染而无须回收的物品，可集中于不透水的塑料袋或双层布的污物袋中，封口或扎紧袋口，袋上应有"污物"标记，送指定地点焚烧处理。可再用的物品按上述装袋标记后，按先消毒后清洁的原则处理。

5. 避污纸的使用及处理

避污纸即清洁纸片。使用避污纸拿取物品或做简单操作，保持双手或用物不被污染，以省略消毒程序。如收取污染的药杯，拿患者用过的物品，或拾取掉在污染区地面上的物件等，可垫避污纸以避免污染工作人员的手；已污染的手接触清洁物品时，可垫避污纸，避免污染用物，如开自来水龙头，不可掀页撕去（图 8-4）。用后放进污物桶内，集中焚烧。

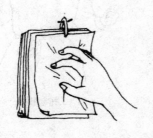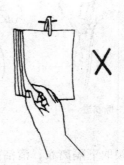

图 8-4 避污纸的使用

6. 隔离衣的使用

（1）穿隔离衣（图 8-5）。

①洗手，备齐操作用物。戴好口罩及帽子，取下手表，卷袖过肘（冬季卷过前臂中部即可）。

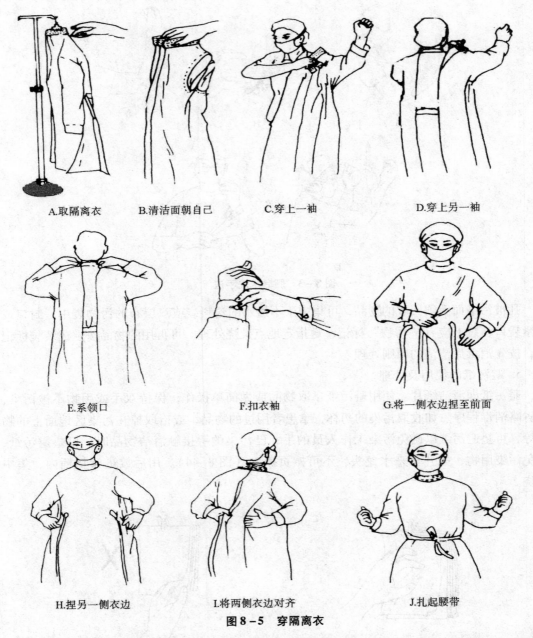

A.取隔离衣 B.清洁面朝自己 C.穿上一袖 D.穿上另一袖

E.系领口 F.扣衣袖 G.将一侧衣边捏至前面

H.捏另一侧衣边 I.将两侧衣边对齐 J.扎起腰带

图 8-5　穿隔离衣

②手持衣领取下隔离衣，清洁面朝自己，将衣领两端向外折齐，对齐肩缝，露出袖子内口。

③右手持衣领，左手伸入袖内；右手将衣领向上拉，使左手套入后露出。

④换左手持衣领，右手伸入袖内；举双手将袖抖上，注意勿触及面部。

⑤两手持衣领，由领子中央顺着边缘向后将领扣扣好，扣肩扣再扎好袖口（此时手已污染），松腰带活结。

⑥将隔离衣一边约在腰下 5 cm 处渐向后拉，直到见边缘，则捏住；同法捏住另一侧边缘，注意手勿触及衣内面。然后双手在背后将边缘对齐，向一侧折叠，一手按住折叠处，另一手将腰带拉至背后压住折叠处，将腰带在背后交叉，回到前面系好。

⑦扣上隔离衣后侧下部边缘的扣子。

（2）脱隔离衣（图 8 – 6）。

①松开隔离衣后侧下部边缘的扣子，解开腰带，在前面打一活结。

②解开两袖口，在肘部将部分袖子套塞入袖内，便于消毒双手。

③消毒清洁双手后，解开领扣，右手伸入左手腕部套袖内，拉下袖子过手；用遮盖着的左手握住右手隔离衣袖子的外面，将右侧袖子拉下，双手转换渐从袖管中褪出。

④用左手自衣内握住双肩肩缝，撤右手，再用右手握住衣领外面反折，脱出右手。

⑤左手握住领子，右手将隔离衣两边对齐，挂在衣钩上（若挂在半污染区，隔离衣的清洁面向外；挂在污染区，则污染面朝外）。不再穿的隔离衣脱下时清洁面向外，卷好投入污物袋中。

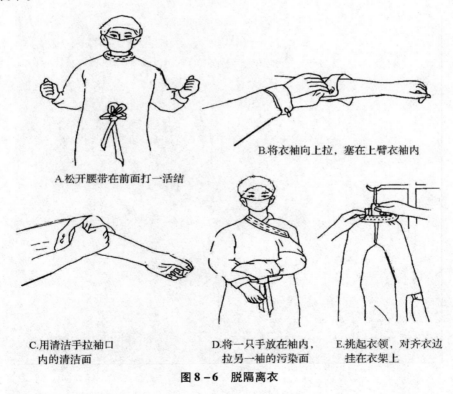

A.松开腰带在前面打一活结

B.将衣袖向上拉，塞在上臂衣袖内

C.用清洁手拉袖口内的清洁面

D.将一只手放在袖内，拉另一袖的污染面

E.挑起衣领，对齐衣边挂在衣架上

图 8 – 6　脱隔离衣

（3）注意事项。

①保持隔离衣里面及领部清洁，系领带（领扣）时勿使衣袖及袖带触及面部，衣领及工作帽等。隔离衣须全部覆盖工作衣，有破洞或潮湿时，立即更换。

②穿隔离衣时避免接触清洁物；穿隔离衣后，只限在规定区域内进行工作，不允许进

入清洁区及走廊。

③清洁隔离衣只使用一次时，穿隔离衣方法与一般方法相同，无特殊要求。脱隔离衣时应使清洁面朝外，衣领及衣边卷至中央，弃衣后消毒双手。

④隔离衣应每天更换一次，接触不同病种患者时应更换隔离衣。

五、评价

（1）患者、工作人员安全，未发生交叉感染。

（2）患者对隔离有正确认识，心理状况良好。

（3）患者及家属配合护理工作。

实训九　帮助病人翻身侧卧法

一、目的

（1）协助不能起床的病人更换卧位，使病人感觉舒适。

（2）预防并发症。

（3）检查、治疗和护理的需要。

二、评估

（1）了解患者的年龄，目前的健康状态，需要变换卧位的原因。

（2）评估患者的意识状态、生命体征、活动能力、体重、局部受压情况、手术部位、伤口及引流管情况用物。

（3）病人对翻身和注意事项的了解与配合程度。

三、用物准备

翻身记录卡、笔；垫枕；根据病人病情需要，准备换药盘等。

四、实施

（1）环境准备。酌情关闭门窗，调节室温，注意保暖。

（2）护士准备。护士着装规范，洗手，戴口罩。

（3）核对、解释。核对床号、姓名，向病人解释翻身的目的及注意事项，以取得病人的配合。

（4）协助病人翻身。

①一人操作法（适用于体重较轻的病人）（图9-1）。

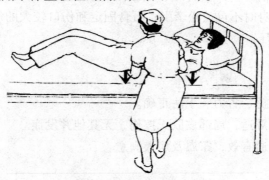

图9-1　一人操作法

先将病人肩部、臀部移近护士侧床沿，再将病人双下肢移近护士侧床沿，嘱病人屈膝。

护士一手扶肩，一手扶膝部，轻推病人转向对侧，使其背向护士。

②二人操作法（图9-2）。

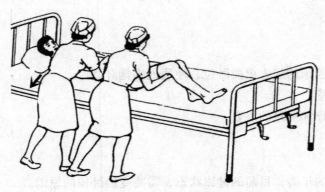

图9-2 二人搬运法

护士两人站立于病床的同侧，一人托住病人的颈肩部和腰部，另一人托住臀部和腘窝，两人同时将病人抬起移向近侧。

分别扶病人的肩、腰臀、膝部，轻轻将病人翻向对侧。

五、注意事项

（1）帮助病人翻身时，不可拖拉，以免擦伤皮肤。

（2）移动体位后，须用软枕垫好，以保持舒适姿势。

（3）两人协助翻身时，注意动作协调、轻稳。

（4）根据病情及皮肤受压情况，确定翻身间隔时间，做好交班。

（5）若病人身上置有多种导管，翻身时应先将导管安置妥当，翻身后检查各导管是否扭曲、受压，注意保持导管通畅，防止管道脱落。

（6）为手术后病人翻身时，应先检查敷料是否脱落，如脱落或分泌物浸湿敷料，应先换药再行翻身；颅脑手术后，头部翻转不可过剧，防引起脑疝，应卧于健侧或平卧；颈椎或颅骨牵引的病人，翻身时不可放松牵引；石膏固定和伤口较大的病人，翻身后应将患处放于适当位置，防止受压。

六、评价

（1）操作中动作敏捷、省力、手法正确。

（2）保证病人安全舒适，局部皮肤无擦伤，无其他并发症。

（3）操作中护患沟通有效，家属及病人满意。

实训十 帮助病人移向床头法

一、目的

半坐卧位病人常有向床尾滑动的倾向，护士应注意帮助病人恢复原位，以保持舒适。

二、评估

（1）病人的年龄，目前是健康状态、需要变换卧位的原因。

（2）评估病人的意识状态、生命体征、活动能力、体重、局部受压情况、手术部位、伤口及引流管情况用物。

（3）对翻身和注意事项的了解与合作程度。

三、准备

（1）护理记录单、笔。

（2）环境准备 酌情关闭门窗，调节室温，注意保暖。

（3）护士准备 护士着装规范，洗手，戴口罩。

（4）病人准备 做好移向床头的准备

四、实施

1. 核对、解释

核对床号、姓名，向病人解释移向床头的目的及注意事项，以取得患者的配合。

2. 移动患者

（1）一人帮助病人移向床头法（图10-1）。

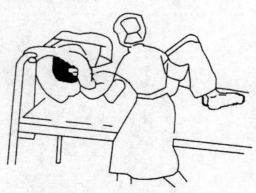

图10-1 一人帮助病人移向床头法

①视病情放平床头支架，将枕头横立于床头，避免撞伤病人。

②病人仰卧屈膝，双手握住床头栏杆，双脚蹬床面。护士用手稳住病人双脚，同时在臀部提供助力，使其上移。

③放回枕头，支起床头支架，整理床铺。

（2）两人帮助病人移向床头。

①视病情放平床头支架，将枕头横立于床头，避免撞伤病人。

②护士两人分别站在床的两侧，交叉托住病人颈、肩及腰臀部，两人同时行动，协调地将病人抬起，移向床头；亦可两人同侧，一人托住颈、肩及腰部，另一人托住臀部及腘窝，同时抬起病人移向床头。

③放回枕头，整理床铺。

五、注意事项

应注意节力，动作轻稳，使病人舒适、安全。

六、评价

（1）操作中动作敏捷、省力、手法正确。

（2）保证患者安全、舒适，局部皮肤无擦伤，无其他并发症。

（3）操作中护患沟通有效，家属及病人满意。

实训十一 约束用具的使用

约束用具是指用于躁动或精神科病人，限制其身体或肢体的活动，以维护病人安全与保证治疗效果的各种器具。

一、目的

防止病人意外损伤，确保病人的安全。

二、评估

（1）病人的年龄、病情、意识状态、肢体活动、是否有意外损伤的危险。

（2）病人及家属对应用保护用具的目的、方法、注意事项的了解及合作程度。

三、计划

（1）目标：病人及家属获得保护用具的有关知识，能理解并配合使用保护具；病人安全，无意外损伤及并发症出现。

（2）用物：根据病情需要准备床挡、约束带及棉垫。

四、实施

1. 腕部约束带（图 11–1）

常用于固定手腕和踝部。

（1）先用棉垫包裹手腕和踝部，将两条带子稍系紧固定棉垫松紧以不影响肢体血液循环为宜。

（2）将带子系在床架上。

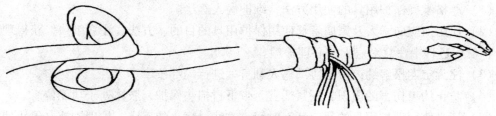

图 11–1 腕部约束带

2. 肩部约束带

常用于固定肩部，限制病人坐起。

（1）病人两肩部套上袖筒，腋窝处垫棉垫，两细带在胸前打结。

（2）两宽带（图 11–2）系于床头。

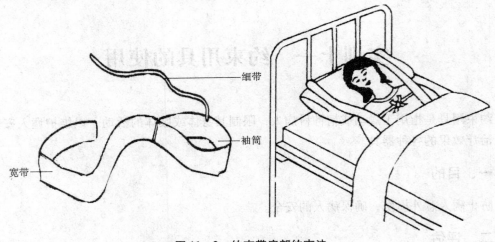

图 11-2　约束带肩部约束法

3. 膝部约束带（图 11-3）

常用于固定膝部，限制病人下肢活动。

（1）棉垫垫于病人两膝，约束带横放在两膝上，宽带下的两头带分别固定一侧膝关节。

（2）宽带两端系于床架上。

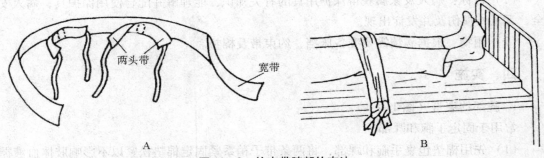

图 11-3　约束带膝部约束法

4. 注意事项

（1）严格掌握保护用具的使用方法，维护病人尊严。

（2）使用前应向病人及家属解释使用保护用具的目的、方法、注意事项，获得理解及配合；使用过程中注意对病人的心理护理。

（3）注意定期松解约束带，协助病人翻身，进行局部按摩。

（4）防止约束伤害的出现，松紧适宜，带下衬棉垫保护，肢体处于功能位。

（5）记录使用保护用具的适应证、时间、方法、病人的反应、护理措施、停止使用的时间。

五、评价

病人安全、舒适，无相关并发症的发生。

实训十二 体温、脉搏、呼吸、血压的测量

测量体温的方法

测量体温一般用玻璃水银体温计。

一、目的

（1）判断病人体温有无异常。

（2）动态监测体温变化，分析热型。

（3）协助诊断，为预防、治疗、康复、护理提供依据。

二、评估

（1）病人的年龄、病情、意识、心理状态及合作程度等情况。

（2）是否存在影响体温测量准确性的因素。

（3）确定测量的方法。

三、计划

1. 护理目标

（1）病人理解测体温的目的，能说出体温的正常值。

（2）病人能配合测量体温，并能说出影响测量体温的因素。

2. 用物准备

治疗盘内备已消毒的体温计、消毒液纱布、弯盘（内垫纱布）秒表、记录本、笔。若测肛温，另备润滑油、棉签、卫生纸。

四、实施

1. 操作步骤

（1）洗手，戴口罩，清点体温计数量并检查体温计有无破损，水银柱是否在 35 ℃ 以下。备齐用物携至床旁，核对并叫病人，向病人和家属讲解测量体温的目的、测量体温时的配合及注意事项。

（2）根据病情选择合适的测量方法。

测口温：①将口表水银端斜放于舌下热窝处。②闭紧口唇，用鼻呼吸，勿咬体温计。③测量时间 3 分钟。④取出口表用消毒液纱布擦拭，检视度数并记录（图 12-1）。

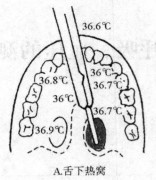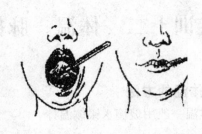

A.舌下热窝   B.口腔测温法

图 12 - 1 口腔测温

测腋窝：适用于口鼻手术、呼吸困难者。①协助病人取舒适卧位，擦干汗液，将体温计水银端放于腋窝处，紧贴皮肤，屈臂过胸夹紧体温计（图 12 - 2）。不合作的病人应协助其夹紧体温计。②测量时间 10 分钟。③取出体温计用消毒液纱布擦拭，检视度数并记录。

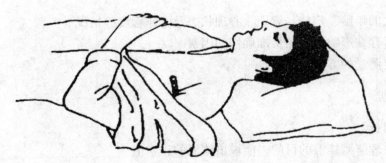

图 12 - 2 腋下测温

测肛温：用于婴幼儿，昏迷、精神异常者。①协助病人取合适体位，暴露臀部。②用润滑油润滑肛表水银段，用手分开臀部，将肛表旋转缓慢插入肛门 3 ~ 4 cm 并固定（图 12 - 3）。躁动患者专人守护，防止意外发生。③测量时间 3 分钟。④取出体温计，用卫生纸擦净，再用消毒液纱布擦拭，检视度数并记录。

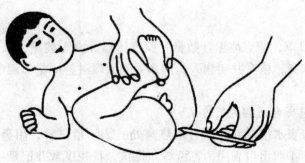

图 12 - 3 测肛温

（3）判断体温是否正常，如与病情不符，应重复测量。

（4）整理床单，安置病人于舒适体位。

（5）记录：将所测体温绘制于体温单上。

2. 注意事项

（1）婴幼儿、精神异常、昏迷、口腔疾病、口鼻手术、张口呼吸病人不宜采用口腔测温。

（2）直肠或肛门手术，腹泻者禁测肛温；心肌梗死病人慎用，以免刺激肛门引起迷走神经反射而致心动过缓。

（3）若病人不慎咬破体温计，应立即清除玻璃碎屑，以免损伤唇、舌、口腔、食管、胃肠道黏膜，然后口服蛋清液或牛奶以延缓汞的吸收。若病情允许可服纤维丰富的食物，促进汞的排泄。

（4）进食、饮水、面颊部冷热敷、坐浴或灌肠、沐浴等情况时，应隔30分钟后再测相应部位的体温。

（5）发现体温和病情不相符时，应在床旁重新监测，必要时做肛温和口温对照复查。

五、评价

（1）病人理解测量体温的目的，愿意配合。

（2）测量结果准确。

（3）测量过程中无意外发生，患者有安全感。

测量脉搏的方法

一、目的

（1）判断脉搏有无异常。

（2）动态监测脉搏的变化，间接了解心脏情况。

（3）协助诊断，为预防、治疗、康复、护理提供依据。

二、评估

（1）病人的年龄、性别、病情、治疗等情况。

（2）有无影响脉搏测量的因素（30分钟内有无剧烈运动及情绪激动等）。

（3）病人的心理状态、配合程度。

三、计划

1. 护理目标

（1）病人能叙述测量脉搏的目的，并能配合测量。

（2）病人能说出脉搏的正常值。

（3）病人学会测量脉搏的方法。

2. 用物准备

治疗盘内有表、记录本、笔，必要时备听诊器。

四、实施

1. 操作步骤

（1）洗手、戴口罩，携用物至床旁，核对并称呼病人、向病人和家属讲解测量脉搏的目的、配合方法和注意事项，选择测量部位（图 12－4，凡表浅、靠近骨骼的大动脉均可作为测量脉搏的部位，如颞动脉、颈动脉、肱动脉、桡动脉、股动脉、腘动脉、胫骨后动脉、足背动脉等）。临床上最常用的是桡动脉，因此处方便测量。以测桡动脉为例，患者取坐位或卧位，手腕伸展，手臂自然放松置于躯体两侧舒适位置。

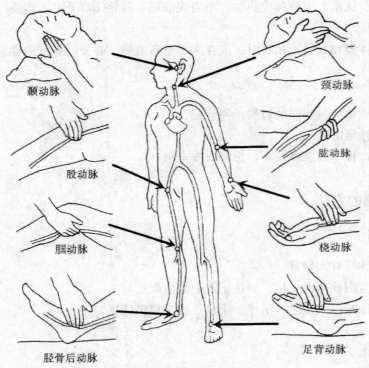

图 12－4　常用测脉部位

（2）测脉：护士以食指、中指、无名指的指端按压桡动脉处（图 12－5）。按压力量要适中，以能清楚测得脉搏搏动为宜。

（3）计数：正常动脉测 30 秒，乘以 2。异常脉搏应测 1 分钟。脉搏细弱难以触诊，应测心率 1 分钟，测量时需注意脉率、脉搏强弱等情况。

（4）绌脉的测量：若发现病人脉搏短绌，应由两名护士同时测量，一人听心率，另一人测脉率，由听心率者发出"始"与"停"的口令，计时 1 分钟。

（5）记录：记脉率值于记录本上，记录方式为次/分；脉搏短绌者，以分数形式记录，记录方式为心率/脉率/分。

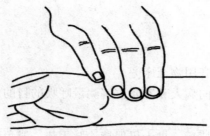

图 12 - 5　测桡动脉法

2. 注意事项

（1）诊脉前病人安静，体位舒适。

（2）不可用拇指诊脉，因拇指小动脉搏动较强，易与病人的脉搏混淆。

（3）为瘫痪病人测脉，应选择健侧肢体。

五、评价

（1）病人理解测量脉搏的目的，愿意配合。

（2）测量结果准确。

（3）病人知道脉搏正常值及其测量过程中的注意事项。

测量呼吸的方法

一、目的

（1）判断病人呼吸有无异常。

（2）动态监测呼吸的变化，评估病人的呼吸状况。

（3）协助诊断，为预防、治疗、康复、护理提供依据。

二、评估

（1）患者年龄、病情、意识、治疗等情况。

（2）有无影响呼吸测量的因素，如病人 30 分钟内有无剧烈活动、情绪波动。

（3）病人的心理状态、配合程度。

三、计划

1. 护理目标

（1）病人能说出测量呼吸的目的、注意事项。

（2）病人能配合测量呼吸。

2. 用物准备

治疗盘内备秒表、记录本、笔，必要时备棉花。

四、实施

1. 操作步骤

（1）洗手、戴口罩，备齐用物至床旁。

（2）核对并称呼病人、向病人和家属讲解测量呼吸的目的、注意事项。安置体位，协助病人取舒适体位。

（3）测呼吸：①测量脉搏后，护士仍保持诊脉手势，避免引起病人紧张。②观察病人胸腹部的起伏（女性以胸式呼吸为主；男性和儿童以腹式呼吸为主）。③观察呼吸频率、深度、节律、音响及有无呼吸困难。

（4）计数：正常呼吸测 30 秒，乘以 2；异常呼吸者或婴儿应测 1 分钟。

（5）记录：先记录呼吸值（次/分），再绘制到体温单上。

2. 注意事项

（1）由于呼吸受意识控制，所以测呼吸时应不让病人察觉。

（2）异常呼吸者或婴儿应测 1 分钟。

（3）呼吸微弱者，可用少许棉花置于患者鼻孔前，观察棉花被吹动的次数，计时 1 分钟，以得到准确的结果。

五、评价

（1）病人理解测量呼吸的目的，愿意配合。

（2）操作方法正确，测量结果准确。

（3）病人知道测量过程中的注意事项。

测量血压的方法

血压计的种类主要有汞柱式血压计、表式血压计、电子血压计三种。汞柱式血压计分台式和立式两种，其中立式血压计高度可调节，由三部分组成。

（1）加压气球和压力活门。

（2）袖带：是长方形的扁平橡胶带，长 24 cm，宽 12 cm。外层是布套长 48 cm。小儿袖带宽度要求：新生儿袖带长 5～10 cm，宽 2.5～4 cm；婴儿袖带长 12～13.5 cm，宽 6～8 cm；儿童袖带长 17～22.5 cm，宽 9～10 cm。袖带的长度和宽度应符合标准。袖带过窄，须加大力量才能阻断动脉血流，测得数值偏高；袖带过宽，大段血管受阻，测得数值偏低。橡胶带上有两根橡胶管，一根接输气球，一根接测压计。

（3）血压计。

①汞柱血压计（图 12－6）：由玻璃管、标尺、水银槽三部分组成。在血压计盒内面固定一根玻璃管，管面上标有双刻度，标尺为 0～300 mmHg 和 0～40 kPa（每小格相当于 2 mmHg 和 0.26 kPa），水银管上端盖以金属帽与大气相通，玻璃管下端和水银槽相通。水银血压计的优点是测得数值准确可靠，但较笨重且玻璃管部分易破裂。

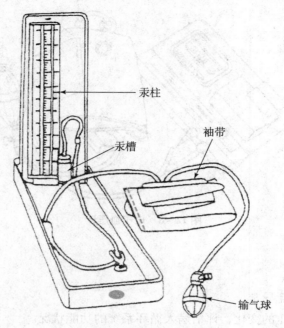

图 12 - 6 汞柱血压计

②表式血压计（图 12 - 7）：又称弹簧式血压计、压力表式血压计。外形呈圆盘状，正面盘上标有刻度，盘中央有一指针提示血压数值。其优点是携带方便，但准确性差。

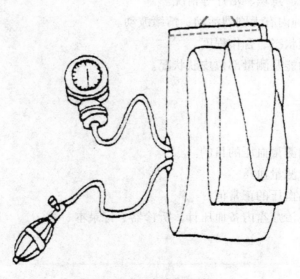

图 12 - 7 表式血压计

③电子血压计（图 12 - 8）：袖带内有一换能器，由自动采样电脑控制数字运算，自动放气程序。数秒钟内可得到收缩压、舒张压、脉搏数值。其优点是操作方便，不用听诊器，省略放气系统，排除听觉不灵敏、噪声干扰造成的误差，但准确性较差。

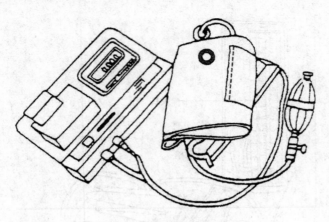

图 12 – 8　电子血压计

一、目的

（1）判断血压有无异常。

（2）动态监测血压的变化，评估病人循环系统的功能状况。

（3）协助诊断，为预防、治疗、康复、护理提供依据。

二、评估

（1）病人的病情、意识、治疗等情况。

（2）病人 30 分钟内有无剧烈活动、情绪波动。

（3）病人的心理状态、合作程度。

（4）被测肢体功能及测量部位皮肤状况。

三、计划

（1）护理目标。

（2）病人能说出测量血压的目的。

（3）病人能配合测量血压。

（4）病人能说出血压的正常值。

（5）用物准备：治疗盘内备血压计、听诊器、记录本、笔。

四、实施

1. 操作步骤

（1）上肢动脉血压测量法（图 12 – 9）。

①洗手、戴口罩，备齐用物携至床旁。核对并称呼病人、解释操作目的，取得病人配合。检查血压计的性能是否完好，袖带的长度是否合适。

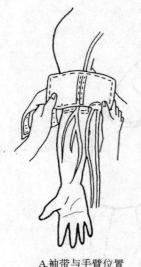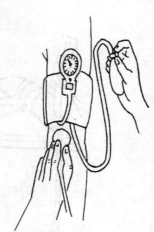

A.袖带与手臂位置   B.听诊器放置位置

图 12－9　上肢肱动脉血压测量法

②体位：患者取坐位或者仰卧位，被测肢体应和心脏处于同一水平，坐位时肱动脉平第四肋软骨，仰卧时肱动脉平腋中线。如肱动脉高于心脏的水平，测得血压值偏低；反之，测得血压值偏高。测腘动脉血压，患者取俯卧位或仰卧位，腘动脉和心脏在同一水平。偏瘫患者测健侧肢体。

③缠袖带：卷袖、露臂、手掌向上，肘部伸直，放妥血压计。开启水银槽开关，驱尽袖带内空气，平整地缠于上臂中部，袖带下缘距肘窝 2～3 cm，袖带松紧以能放入一指为宜。

④注气：听诊器置动脉搏动最明显处，一手固定，另一手握加压球，关气门，注气至肱动脉搏动音消失（袖带内压力大于心脏收缩压，血流被阻断）再升高 20～30 mmHg（2.60～4.0 kPa）。充气不可过猛过快，以免水银溢出和病人不适。充气不足或充气过度，都会影响测量结果。

⑤放气：缓慢放气，速度以水银柱每秒下降 4 mmHg（0.53 kPa）为宜，注意水银刻度和肱动脉声音的变化。放气过慢，使静脉充盈，舒张压偏高；放气过快，未听清声音的变化，猜测血压。当听诊器中听到第一声搏动（袖带内压力等于心脏收缩压），水银柱所指刻度为收缩压；当搏动声音突然变弱或消失时，水银所指刻度为舒张压。WHO 以肱动脉搏动音消失为舒张压，当变音与消失音之间有差异时，或病人危重应记录两个读数。如果听不清或异常，应重测。必要时，双侧对照。

⑥整理：查看测量结果，排尽袖带内的余气，拧紧压力活门，血压计右倾 45°，关闭水银槽开关，整理袖带后放入盒内；关闭血压计盒盖，平稳放置。

⑦协助病人取舒适体位，必要时协助其穿衣。

⑧记录：收缩压/舒张压（如 136/80 mmHg）。当变音与消失音之间有差异时，或危重病人应记录两个读数，如 189/90～40 mmHg。

（2）下肢腘动脉血压测量法（图12 - 10）。

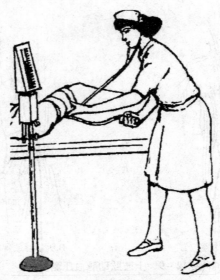

图12 - 10　下肢腘动脉血压测量法

①病人取俯卧位、仰卧位或侧卧位，协助病人卷裤或脱去一侧裤子，露出大腿下部。

②将袖带缠于大腿下部，其下缘距腘窝3 ~ 5 cm，将听诊器胸件贴于腘动脉波动处，其余同上肢血压测量法。

③记录时应注明下肢血压。

（3）电子血压计测量法：接通电源，接上充气插头，将袖带环能器"◎"放于肱动脉搏动处，扣好袖带，按键充气片刻后，血压计发出蜂鸣声，显示屏显示收缩压和舒张压。

2. 注意事项

（1）需密切监测血压，应做到"四定"：定时间、定部位、定体位、定血压计。

如病人为偏瘫、一侧肢体外伤或手术者：应选择健侧肢体测血压，因病人肌张力减低，血液循环障碍，不能真实反映血压的变化。

（2）排除影响血压的外界因素：①袖带过窄，测得血压值会偏高。因需加大力量阻断动脉血流。②袖带过宽，测得血压值偏低。因使大段血管受压，以致搏动音在到达袖带下缘之前已消失。③袖带过松，测得血压值会偏高。因橡胶袋呈球状，有效测量面积变窄。④袖带过紧测得血压值会偏低。因血管在未充气前已受压。

（3）如测得血压异常或血压搏动音听不清时，应重复测量。先将袖带内气体驱尽，使汞柱降到"0"点，稍等片刻再测，一般连测2 ~ 3次，取其最低值。

五、评价

（1）病人能理解测量血压的目的，愿意配合。

（2）测量结果准确。

（3）病人知道血压的正常值及测量过程中的注意事项。

实训十三 体温单的绘制

一、体温单的内容

体温单排列在住院病历的首页，以护士填写为主。其记录内容包括体温、脉搏、呼吸、血压、体重、出入液量；手术、分娩、入院、转院、出院、死亡等时间（见实训四十图 40-1）。

二、体温单的填写方法

（1）眉栏部分填写：此部分内容全部用蓝黑或碳素墨水笔填写。① 眉栏：体温单上姓名、年龄、科别、床号、入院日期、住院号的填写应完整、清晰。② 日期栏：填写"日期"栏时，每页第 1 日应填写年、月、日，其余 6 日只填日。如在 6 日中遇有新的月份或年度开始时，则填写月、日或年、月、日。③ 住院日数栏："住院日数"从入院日起连续写至出院日。用阿拉伯数字"1，2，3…"表示。④ 术后栏："手术（分娩）后日数"的记录，以手术（分娩）次日为第 1 日，用阿拉伯数字"1，2，3…"连续写至 14 日止。若在 14 日内行第二次手术，则停写第一次手术日数，在第二次手术当日填写术 2，依次填写到 14 日为止（有的地区用红钢笔填写，连续写 7 日）。

（2）体温单 40 ℃~42 ℃之间的填写：此部分内容全部用蓝黑或碳素墨水笔填写（有的地区用红钢笔填写）。①填写内容：在体温单 40 ℃~42 ℃之间相应时间栏内纵行填写入院、手术、分娩、转科、出院、死亡的时间；记录入院、死亡时间应当具体到分钟。②填写方法及位置：在相应时间栏内纵行填写，如"入院——9 时 30 分"。如果时间与体温单上的整点时间不相等时，填写时靠近的时间栏内，如"11 时入院"，则填写在"10"栏内，下午"1 时"手术，则填写在"2"栏内。

（3）体温曲线绘制：①所测体温用蓝色笔绘制在体温单上，符号：口温栏"●"，腋温栏"×"，肛温栏"○"。相邻两次体温用蓝线相连。病人因某种原因未查体温而出现符号中断，相邻的两点可不连线（未测体温原因应记录在护理记录单上，病人回病房后补测，并请其签名）。②高热病人做物理降温后半小时需重测体温，测得体温以红"○"表示，画在物理降温前温度的同一纵格内，并用红虚线与降温前温度相连，下次测得体温仍与降温前温度相连。③需密切观察体温的病人，如医嘱为"每 1 小时测体温一次"，其中体温单上规定时间的照常填写，其他时间测得的体温则记录在护理记录单上。④体温低于35 ℃时，将数值记录于护理记录单上。用蓝墨水笔在 35 ℃以下顶格用"↓"表示，占 2~3 格。

（4）脉率、心率曲线的绘制：①脉率以红"●"、心率以红"○"表示，相邻脉率或心率用红线相连。②脉搏短绌时，在脉率和心率两曲线之间用红笔画直线充满。③体温如与脉搏在同一点上，则先绘制蓝色体温符号，再用红笔画一红圈表示脉搏。④如病人因故未测或需多次测量，处理方法同体温。

（5）底栏填写：此部分内容全部用蓝黑或碳素墨水笔填写；数据用阿拉伯数字表示；免写计量单位。①呼吸：在相应时间栏内上、下交错记录呼吸每分钟的次数。辅助呼吸时用"A"表示。②血压：记录在相应时间栏内，如每日测量次数大于 2 次，可填写在护理记录单上。③体重：病人入院时，护士应当测量体重并记录在相应时间栏内。如病情许可，在住院期间，每周测量一次并记录。病情危重或不宜不能走动者，用"平车"或"卧床"表示即可。④大便次数 每 24 小时记录一次，记前一日大便次数，如未排便，则记录为"0"；大便失禁和假肛记录为"※"；灌肠符号"E"，"1/"表示灌肠后大便 1 次。⑤出入液量和尿量：早 7 时，夜班护士将护理记录单上液体出入量记录总结后，写到体温单前一日的相应栏内。⑥页码：按页数连续填写。

实训十四　特殊口腔护理

特殊口腔护理适用于高热、昏迷、危重、禁食等生活不能自理的病人。

一、目的

（1）保持口腔清洁、湿润、舒适，预防口腔感染等并发症。
（2）防止口臭、口垢，增进食欲，保持口腔功能正常。
（3）观察口腔黏膜、舌苔的变化及有无特殊口腔气味，协助诊断。

二、评估

（1）口唇色泽、湿润度，有无干裂、出血及疱疹等。
（2）口腔黏膜的颜色、完整度，有无溃疡、疱疹、出血、脓液等。
（3）牙齿及义齿的数量，有无龋齿、牙结石等。
（4）牙龈的颜色，有无出血、牙龈萎缩及牙周病等。
（5）舌的颜色、湿润度，有无溃疡、肿胀及舌面积垢，舌苔颜色及厚度等。
（6）腭部、悬雍垂、扁桃体的颜色，有无肿胀、分泌物等。
（7）口腔内有无氨臭味、烂苹果等特殊气味。

三、用物

（1）治疗盘内放一次性口腔护理包（换药碗，漱口溶液浸湿的棉球，弯钳与压舌板各1个，纱布1块），小茶壶或杯内盛温开水，弯盘，手电筒，毛巾，石蜡油，棉签，珠黄散或冰硼散，锡类散，漱口溶液，必要时备开口器等（图14-1）。

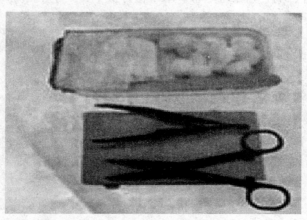

图14-1　一次性口腔护理包

（2）常用漱口溶液。

①正常口腔用清水、生理盐水、朵贝氏液。

②口腔糜烂、口臭用1%～3%过氧化氢（遇有机物时放出氧分子，有防腐、防臭作用）；2%～3%硼酸溶液（酸性防腐药，可改变细菌的酸碱平衡，起抑制作用）；0.02%呋喃西林（有广谱抗菌作用）。

③酸中毒、霉菌感染用1%～4%碳酸氢钠溶液（属碱性药，对霉菌有抑菌作用）。

④绿脓杆菌感染用0.1%醋酸溶液。

⑤中西药制成的含漱消炎散、口洁净等，具有消炎止痛、防治口腔疾患作用。

四、实施

（1）备齐用物携至床旁，向病人解释，以取得合作。协助病人侧卧或头侧向右侧，颈下铺毛巾，弯盘置于口角旁（图14－2），清点棉球数量，擦洗口唇、口角，协助病人用温开水漱口。

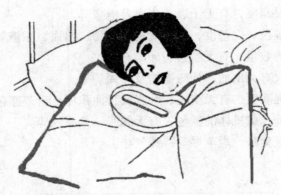

图14－2　弯盘置于口角旁

（2）左手持压舌板分开面颊部，右手持手电筒观察口腔黏膜和舌苔情况（观察顺序：唇、齿、颊、腭、舌、咽）（图14－3）。取下假牙。

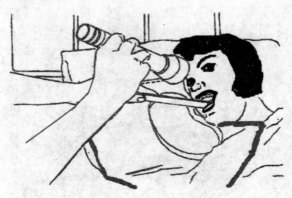

图14－3　检查口腔

（3）用弯钳夹持棉球，再用压舌板分开一侧颊部，依次清洁口腔：嘱病人咬合上下牙齿，先擦洗左侧外面，沿牙缝纵向由上至下，由臼齿擦至门牙，同法洗右侧外面。

（4）嘱病人张开上下齿，擦洗左侧上下内侧（咬合面）。同法擦洗右侧上下内侧，上腭及舌面（勿触及咽部，以免引起恶心），并弧形擦洗两侧颊部黏膜，每擦洗一个部位，更换1个湿棉球。舌苔厚或口腔分泌物过多时，用压舌板包裹纱布擦净分泌物。

（5）协助漱口，必要时可用吸水管吸漱口液或用注洗器沿口角将温开水缓缓注入，嘱病人漱口，然后再由下侧口角吸出，撤去弯盘，用纱布擦净口周。

（6）再次观察口腔是否清洗干净，口腔黏膜如有溃疡，可用珠黄散或冰硼散、锡类散、西瓜霜等撒布溃疡处，口唇干裂可涂石蜡油，取下毛巾，整理用物，清洁消毒后备用。

对口腔秽臭的病人，除按上述方法进行口腔护理处，每日可用漱口水、中药藿香煎成的汤、口洁净、茶叶水等含漱半分钟后吐掉，一日多次漱口可除口臭，预防口腔炎症。

对神志不清者可用止血钳夹紧1块纱布，蘸生理盐水或其他漱口液，拧至半干按口腔护理的顺序操作，以代替用棉球擦洗法。

五、注意事项

（1）擦洗时动作要轻，以免损伤口腔黏膜。

（2）昏迷病人禁忌漱口及注洗，擦洗时棉球不宜过湿，要夹紧防止遗留在口腔。发现病人喉部痰多时，要及时吸出。

（3）对长期应用抗生素者应观察口腔黏膜有无霉菌感染。

（4）传染病人用物须按消毒隔离原则处理。

六、操作流程

备齐用物至床旁→取卧位→张口评估口腔→协助漱口→闭齿擦外面→自上而下、先左后右→张口擦内面、咬合面→颊部→舌面、舌下、硬腭→擦完漱口、净面→检查、涂药、撤巾→取位、整理、记录。

七、评价

1. 病人口腔清洁，感觉舒适、清新，无异味。
2. 操作方法正确，动作轻柔，病人口腔黏膜及牙龈无损伤。

实训十五　床上擦浴

适用于病情较重、长期卧床、活动受限、生活不能自理的病人。

一、目的

（1）保持皮肤黏膜清洁，促进血液循环，维持皮肤黏膜的生理功能，预防感染和压疮等并发症。

（2）促进生理和心理的舒适，满足个体自尊的需要。

（3）为护士提供观察病人病情和情绪状态的机会，有利于建立良好的护患关系。

二、准备

（1）患者准备：解释，检查皮肤及指甲情况，按需要给予便盆、会阴冲洗。病人取仰卧屈膝位，双腿分开，臀下垫杂用巾和塑料布。护士左手持量筒——内盛呋喃西林溶液，右手持夹有无菌纱布的卵圆钳，边倒边擦洗，由内向外，由上至下进行。

（2）环境准备：调节病室温度达 24 ℃～25 ℃以上，屏风遮挡。

（3）用物准备：大浴巾、清洁衣裤和被服、50% 的酒精、指甲剪、便盆、热水、污水桶、屏风。病人自备面盆、毛巾、肥皂和梳子等。女病人另准备会阴冲洗用物：量杯、大镊子和消毒棉球若干。

三、操作步骤

（1）携用物至床边，向病人做好解释工作，说明步骤顺序，以取得合作。

（2）关闭门窗，调节室温至 24 ℃，屏风遮挡，按需要给予便盆。移开床旁桌，放平床支架，松开盖被，面盆放置床旁桌上，倒入热水三分之二满，脱去上衣。如病人上肢有外伤，脱上衣时应先脱健侧，再脱患侧；穿衣时应先穿患侧，再穿健侧。

（3）擦洗时先用湿毛巾（毛巾包在右手上，图 15–1）涂肥皂擦洗，后用湿毛巾擦去肥皂液，再用较干毛巾擦净，最后用大浴巾擦干并适当按摩（图 15–2、图 15–3）。

擦洗顺序：

平卧洗脸内眦→外眦→一侧额部→面颊→耳后→下颌→同法另一侧（注意鼻翼两侧、耳部及耳后）→铺浴巾，脱上衣→擦颈（注意皱褶）→两臂（询问水温，洗净腋窝）、侧胸、胸（注意女性乳头、乳房下，环形擦洗乳房）、腹（顺结肠走向擦洗，按摩；注意脐部）→侧卧洗手（注意指缝间清洁）→换水、换毛巾→擦洗背、臀部，穿清洁上衣（同时撤浴巾）→平卧，移浴巾于下肢，脱裤→换水→洗双下肢（注意腘窝、腹股沟）→（将盆移至床尾）床尾铺塑料布放盆→洗脚（注意指缝间隙清洁）→穿裤→50% 乙醇按摩、涂润滑剂→必要时修剪指甲，酌情更换床单、被套→整理病人床单位→用物归原处。

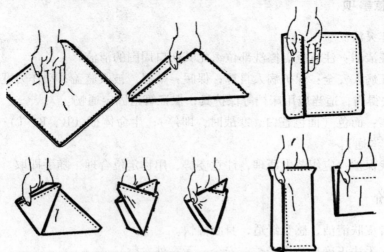

图 15－1 包小毛巾法

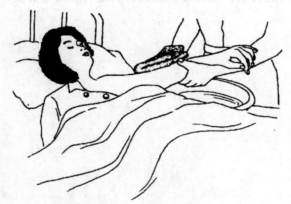

图 15－2 擦洗上肢

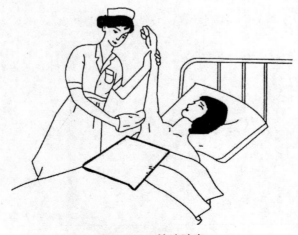

图 15－3 擦洗腋窝

四、注意事项

（1）动作灵活。

（2）保证清洁：注意重点擦洗部位，尤其伤口周围的清洁。

（3）保证病人安全：保护病人自尊；保暖：室温、被服遮盖；动作力度适宜；防止坠床：翻身方法得当，适当应用床档等保护具；保证管道固定通畅。

（4）观察：面色（面色苍白、寒战时，即停）；生命体征（R、P、T）；皮肤、伤口；管道；主诉（沟通）。

（5）自我保护：应用节力原理，注意姿势、用物定位合理，随手即取。

五、评价

（1）患者皮肤清洁，感觉舒适，身心愉快。

（2）操作手法正确，动作轻柔、安全，无意外发生。

（3）操作中护患沟通有效，关心爱护病人，满足病人身心需要。

实训十六　床上洗头

一、目的

促进头皮血液循环，除去污秽和脱落的头屑，预防和灭除虱蚤，保持头发的清洁，使病人舒适。

二、用物

脸盆、搪瓷杯2个，大、中、小毛巾各1条，橡皮单，纱布，棉球2个，洗发膏或肥皂，梳子，内盛热水（40℃～45℃）的水桶，污水桶。如用洗头车洗头时，应安装好各部件备用。

三、操作方法

1. 扣杯洗头法（图16-1）

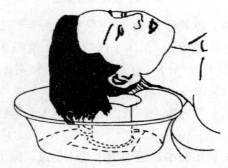

图16-1　扣杯洗头法

（1）备物至床旁，向病人解释清楚，按需要给予便盆，根据季节关门窗，移开桌椅，将热水桶和搪瓷杯放在椅上，另一搪瓷杯扣放脸盆内，杯底部用折好的小毛巾垫好（折成1/4大）。

（2）病人仰卧，解开领扣，将橡皮单、大毛巾铺于枕头上，移枕头于肩下，将床头的大毛巾反折，围在病人颈部，头下放脸盆，将头部枕在扣杯上。

（3）梳通头发，双耳塞棉球，用纱布盖病人双眼或嘱病人闭上双眼。

（4）用水将头发湿透，再用洗发膏（肥皂）揉搓头发，按摩头皮，然后用热水边冲边揉搓。盆内污水过多时，用右手托起病人头部，左手将扣杯放于橡皮单上，将盆内污水倒净后，将病人头部枕在扣杯上，也可利用虹吸原理将污水排出（将橡皮管放在盆内灌满污水，用止血钳拉出一端放于污水桶内，污水即自动流至污水桶内。）

（5）洗毕，取出脸盆，将肩下枕头移至头部，将病人头放在大毛巾上，取下纱布、棉球，用热毛巾擦干面部，用大毛巾轻揉头发、擦干，用梳子梳顺、散开，必要时可用电吹风吹干头发。清理用物，整理床单。

（6）洗发过程中注意调节水温与室温，以免着凉。防止污水溅入眼、耳内。注意观察病情，如发现面色、脉搏、呼吸异常时应停止操作。

2. 洗头车洗头法（图16-2）

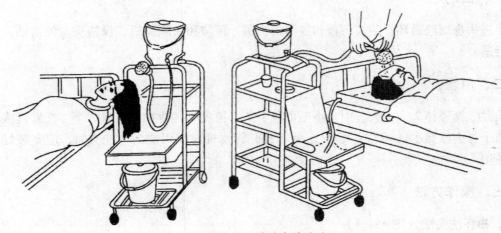

图16-2　洗头车洗头法

（1）将热水盛于水箱内（水箱容积24 L），装好喷头卡子及头垫，将污水管插入污水箱放水管内，检查各连接管是否漏水，关闭水阀门，插上电源，待水泵起动后（水泵装在车底架上，功率25 W，流量8升/分），打开水阀门即可使用，临时不用时只需关闭水阀门，不必切断电源，并将喷头放在卡子上，以防下滑。

（2）洗头时可根据病情，病人取坐位或仰卧位，病人头部枕于头垫上，洗头的方法同扣杯法。

（3）洗毕，切断电源，放出污水，整理用物及床单位，擦干洗头车，放于干燥处妥善保管。身体虚弱不宜床上洗头者，可用酒精擦洗头发除去头屑和汗酸味，有止痒和使病人舒适的作用。

四、注意事项

（1）注意保暖，避免水溅入眼和耳内。

（2）洗头时间不宜过久，防疲劳。

（3）洗头过程中随时观察病情变化。

五、评价

（1）病人头发清洁、整齐。

（2）病人感觉舒适。

实训十七 鼻饲法

将导管经一侧鼻腔插入胃内，从管内灌注流质饮食、水和药物的方法称鼻饲法。

一、目的

对于无法经口进食者，通过胃管供给营养丰富的流质饮食、营养液、水和药物，维持病人营养和治疗的需要。适用于昏迷、口腔疾患或手术后、食管狭窄、早产儿、危重病人及拒绝进食者。

二、评估

（1）病人的病情、意识状态和治疗情况。
（2）病人及家属对鼻饲相关知识的了解及配合程度。
（3）病人鼻腔情况，如是否通畅、有无肿胀、炎症、畸形、息肉等。

三、计划

1. 护理目标
病人理解插胃管的目的和配合方法；插管全程顺利、安全，黏膜未损伤或出现其他并发症；病人通过鼻饲管获得充足的热量和各种营养。

2. 用物准备
无菌用物：鼻饲包（治疗碗 1 个、胃管 1 根、镊子 1 把、压舌板 1 个、50 毫升注射器 1 个、纱布数块）；清洁用物：治疗盘 1 个、鼻饲流质饮食（38 ℃~40 ℃）适量，温开水适量，弯盘 1 个，治疗巾或毛巾一块，别针 1 枚，手电筒 1 个，水温计 1 支，胶布 2 条，液状石蜡 1 瓶，棉签 1 包，橡皮圈 1 个。

四、实施

1. 操作步骤
（1）洗手，戴口罩，衣帽整洁，备齐用物至病人床前，核对、向患者及家属解释，取得合作，取下活动义齿及眼镜。
（2）协助病人取合适体位，颌下铺治疗巾，选择合适的胃管，指导病人配合。
（3）清洁病人鼻腔。
（4）检查胃管是否通畅，测量胃管长度，并做好标记（图 17-1）。
（5）润滑胃管前端，一手持纱布托住胃管，另一手持镊子夹住胃管前端 5~6 cm 处，自鼻孔缓缓插至咽喉部（4~16 cm）嘱患者做吞咽动作，同时迅速将胃管插入，长度为前额发际至胸骨剑突处或由耳垂经鼻尖至胸骨剑突，成人为 45～55 cm，手法正确。

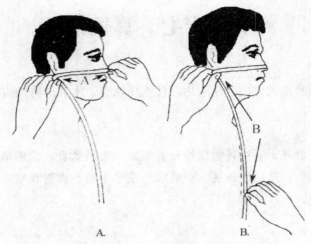

图 17-1 测量胃管长度

（6）昏迷病人在插管前，应将头后仰，当胃管插入 15 cm（会厌部）将病人头部托起，使下颌靠近胸骨柄，加大咽喉部通道弧度，使胃管前端沿咽后壁滑行至所需长度（图 17-2）。

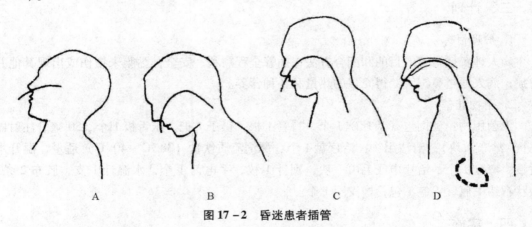

图 17-2 昏迷患者插管

（7）如病人出现恶心的情况，应暂停片刻，嘱病人做深呼吸或吞咽动作，随后迅速将胃管插入。

（8）如插入不畅应检查胃管是否盘在口中；如发现病人出现呛咳、呼吸困难、紫绀等情况，应立即拔出，休息片刻后重插，插管时密切观察患者反应。

（9）检查胃管是否在胃中（图 17-3）。

①胃管末端连接注射器抽吸胃液。

②置听诊器于病人胃部，快速经胃管向胃内注入 10 毫升空气，听到气过水声。

③将胃管末端置于水碗中，无气体逸出。

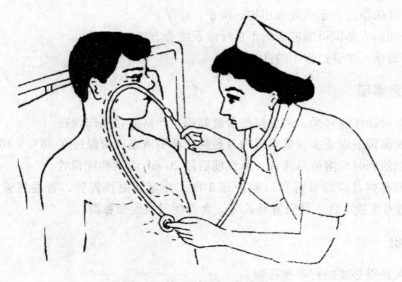

图 17 - 3　证实胃管在胃内的方法

（10）证实胃管在胃内，用胶布固定在病人鼻翼和颊部。

（11）测量鼻饲液温度，先注入少量温开水，遵医嘱灌注鼻饲液，鼻饲后用温水冲洗胃管，将胃管末端抬高，末端反折，用纱布包好，用橡皮圈或夹子夹紧，固定于枕旁（图17 - 4）。协助病人取舒适卧位，询问有无不适，擦净口唇，嘱其保持原卧位 30 ~ 60 分钟，以防呕吐。

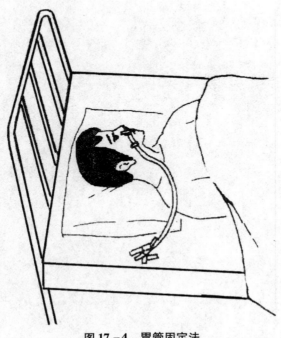

图 17 - 4　胃管固定法

（12）整理床单位，正确处理用物，洗手，记录。

（13）告知病人鼻饲可能造成的不良反应及配合方法。

（14）告知病人带管过程中的注意事项。

五、注意事项

（1）插管时动作应轻柔，避免损伤食道黏膜，严格遵守操作规程。

（2）每次鼻饲前应证实胃管在胃内且通畅，鼻饲液温度应保持在38℃～40℃。

（3）鼻饲给药时应溶解后注入，鼻饲前后用20 mL温水冲洗胃管。

（4）长期鼻饲者应每日进行口腔护理2次，并定期更换胃管，普通胃管每周更换1次，硅胶管每月更换1次，食管静脉曲张、食管梗阻病人禁鼻饲。

六、评价

（1）病人获得必要的营养和药物。

（2）操作方法正确，无损伤及并发症。

（3）护患沟通有效，配合良好。

实训十八 导尿术

女病人导尿术

一、目的

（1）为尿潴留病人引流出尿液，减轻其痛苦。

（2）协助临床诊断。如留取未受污染的尿标本作细菌培养；测量膀胱容量、压力及检查残余尿；进行尿道或膀胱造影等。

（3）为膀胱肿瘤病人进行膀胱化疗。

二、用物

（1）无菌导尿包：内有弯盘 2 个、尿管粗细各 1 根、小药杯 1 个内盛 4 个棉球、血管钳 2 把、润滑油棉签或棉球瓶 1 个、试管 1 个、洞巾 1 块、纱布 1 块、治疗巾 1 块、包布 1 块。

图 18 - 1 为一次性导尿包用物。

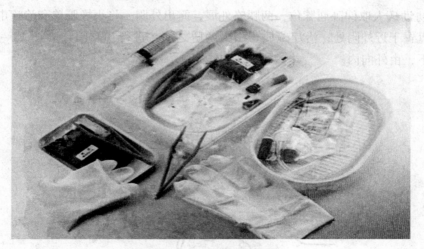

图 18 - 1 一次性导尿包用物

（2）外阴初步消毒用物：治疗碗 1 个（内盛消毒液棉球 10 余个、弯血管钳 1 把），弯盘 1 个，手套 1 只或指套 2 只，男病人需准备清洁纱布 1 ~ 2 块。

（3）其他：无菌持物钳和容器 1 套、无菌手套 1 双、消毒溶液、治疗车 1 辆、小橡胶单和治疗巾 1 套、便盆及便盆巾、屏风。

三、操作步骤

（1）护士备齐用物携至病人床旁，再次核对和解释操作的目的及过程。

（2）关闭门窗，用屏风遮挡病人，请无关人员回避。

（3）操作者站在病人一侧，移床旁椅至操作同侧的床尾，将便盆放床尾床旁椅上，打开便盆。

（4）松开床尾盖被，帮助病人脱去对侧裤腿，盖在近侧腿部，并盖上浴巾，对侧腿用盖被遮盖（图18-2）。

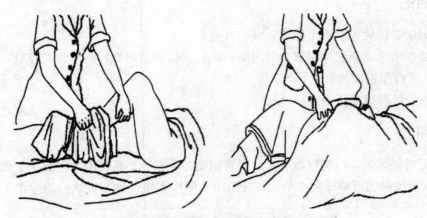

图18-2 脱去对侧裤腿及盖好上半身、两下肢

（5）协助病人取仰卧屈膝位，两腿略外展，露出外阴。将小橡胶单和治疗巾垫于病人臀下，弯盘置于近外阴处；治疗碗放于病人两腿之间，进行初步消毒（图18-3），顺序是从上至下，由外向内。

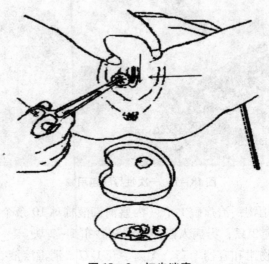

图18-3 初步消毒

（6）根据女病人尿道的解剖特点进行消毒、导尿。

①操作者一手戴手套或指套，另一手持血管钳夹取消毒液棉球消毒阴阜、大阴唇，接着以戴手套的手分开大阴唇，消毒小阴唇和尿道口；污棉球置弯盘内；消毒完毕；脱下手套置弯盘内，将碗及弯盘移至床尾处。

②在病人两腿之间，打开导尿包包布，按无菌技术操作打开治疗巾，用无菌持物钳显露小药杯；倒消毒液于药杯内，浸湿棉球。

③戴无菌手套，铺洞巾，使洞巾和治疗巾内层形成一较大无菌区（图18-4）。

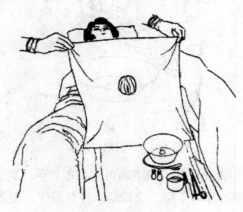

图18-4 铺洞巾

④按操作顺序整理好用物，选择一根合适的导尿管，用润滑液棉球润滑导管前段。

⑤小药杯置于外阴处，一手分开并固定小阴唇，一手持血管钳夹取消毒液棉球，分别消毒尿道口。污棉球、血管钳、小药杯放床尾弯盘内。

⑥将无菌弯盘置于洞巾口旁，嘱病人张口呼吸，用另一血管钳夹持导尿管对准尿道口轻轻插入尿道4~6 cm（图18-5），见尿流出再插1 cm左右（图18-6），松开固定小阴唇的手下移固定尿道管，将尿液引入弯盘内。

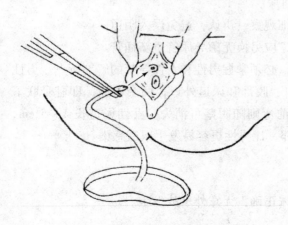

图18-5 轻轻插入尿管4~6 cm

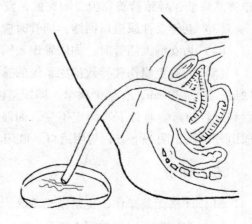

图18-6 见尿液流出再插1 cm

（7）当弯盘内盛满 2/3 尿液，用血管钳夹住导尿管尾端，将尿液倒入便盆内，再打开导尿管继续放尿。

（8）若需作尿培养，用无菌标本瓶接取中段尿 5 mL，盖好瓶盖，放置合适处（图 18-7）。

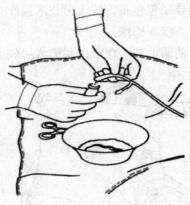

图 18-7　留取中段尿

（9）导尿完毕，轻轻拔出导尿管，撤下洞巾，擦净外阴，脱去手套放至弯盘内，撤出病人的小橡胶单和治疗巾放治疗车下层。协助病人穿好裤子，整理床单位。

（10）清理用物，测量尿量，尿标本贴标签后送检。

（11）洗手，记录。

四、注意事项

（1）在操作过程中注意保护病人，严格执行无菌技术操作原则。

（2）对膀胱高度膨胀且极度虚弱的病人，第一次放尿不得超过 1 000 mL。因为大量放尿可使腹腔内压急剧下降，血液大量滞留在腹腔内，导致血压下降而虚脱；又因为膀胱内压突然降低，导致膀胱黏膜急剧充血，发生血尿。

（3）老年女性尿道口回缩，插管时应仔细观察、辨认，避免误入阴道。

（4）为女病人插管时，如尿管误入阴道，应另换无菌导尿管重新插管。

（5）为避免损伤和导致泌尿系统的感染，必须掌握男性和女性导管的解剖特点。男性尿道长 18～20 cm，有三个狭窄，即尿道内口、膜部和尿道外口；两个弯曲，即耻骨联下弯和耻骨前弯。耻骨下弯固定不变，而耻骨前弯则随阴茎可消失。女性尿道长 4～5 cm，尿道外口位于阴蒂下方，与阴道口、肛门相邻，比男性更容易发生尿道感染。

五、评价

（1）严格无菌操作，无跨越无菌区，导尿正确，无意外事故发生。

（2）沟通良好，保护病人隐私。

（3）操作熟练，动作轻柔，病人痛苦小。

男病人导尿术

一、目的

（1）为尿潴留病人引流出尿液，以减轻其痛苦。

（2）协助临床诊断。如留取未受污染的尿标本作细菌培养；测量膀胱容量、压力及检查残余尿；进行尿道或膀胱造影等。

（3）肿瘤病人进行膀胱化疗。

二、用物

（1）无菌导尿包：内有治疗碗及弯盘各1个、小药杯内放4个棉球、血管钳2把、润滑油棉球瓶1个、洞巾1块、导尿管（10号、12号各1根）标本瓶1个、（男病人另增纱布2块）。

（2）外阴消毒用物：治疗碗（内盛消毒液棉球10余个、血管钳或镊子1把）弯盘、指套2只或手套1只。

（3）其他用物：无菌手套1双、无菌持物钳和容器、消毒溶液（0.1%苯扎溴铵酊或0.05%碘附）、小橡胶单和治疗巾（或一次性尿垫）、浴巾、便盆及便盆巾、屏风。

三、操作方法

（1）携用物至床旁，核对病人并解释导尿目的和配合方法。

（2）能自理者嘱清洁外阴。不能自理者，协助其清洗。

（3）再次解释目的及操作过程。操作者立于病人右侧，便盆置床尾床旁椅上，打开便盆巾。

（4）取仰卧位，两腿平放略分开，露出会阴部。

（5）将小橡胶单及治疗巾垫于病人臀下，弯盘置于会阴处。

（6）左手戴手套，右手持血管钳夹消毒液棉球依次消毒阴阜、阴囊、阴茎。

（7）用无菌纱布裹住阴茎将包皮向后推，暴露尿道外口，自尿道口向外向后旋转擦洗尿道口、龟头及冠状沟数次。污棉球、手套置弯盘内移至床尾或治疗车下层。

（8）一个棉球限用一次；自阴茎根部向尿道口擦拭，注意彻底消毒包皮和冠状沟等易藏污垢处，预防感染。

（9）导尿包置于病人两腿之间，打开外层包布，用无菌持物钳打开内包布，取出小药杯，倒0.1%苯扎溴铵酊或0.05%碘附于小药杯中浸湿棉球。

（10）戴无菌手套，严格无菌操作。

（11）铺无菌洞巾，使洞巾和内层包布衔接成一个无菌区。按操作顺序排列好用物。

（12）用润滑油棉球润滑导尿管前端6 cm后置于治疗碗内，以利插管。

（13）手用无菌纱布裹住阴茎并提起，使其与腹壁成60°（图18-8），使耻骨前弯消失，利于插管。同时，将包皮向后推，暴露出尿道口，右手用消毒液棉球如前法消毒尿道口、龟头及冠状沟数次。污棉球、小药杯、血管钳置弯盘内移至床尾。

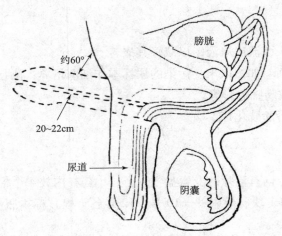

图 18 - 8　阴茎与腹壁呈 60°

（14）每个棉球限用一次，确保消毒部位不被污染，左手固定阴茎，右手将无菌治疗碗或弯盘置洞巾口旁，嘱病人张口呼吸，用血管钳夹持导尿管前端，对准尿道口轻轻插入 20 ~ 22 cm，见尿液流出后，再插入 1 ~ 2 cm，将尿液引流入治疗碗或弯盘内。

（15）如治疗碗或弯盘内盛满尿液，夹住导尿管尾端，倒尿液于便盆内，再打开导尿管继续放尿。

（16）注意观察病人的反应及感觉。

（17）若需作尿培养，用无菌试管接取中段尿液 5 mL，盖好塞子，放适当处。

（18）导尿毕，夹住导尿管末端，轻轻拔出，撤下洞巾，擦净外阴，脱去手套置弯盘内。

（19）撤出用物置治疗车下层。协助病人穿好裤子，取舒适卧位；整理床单位，询问病人感觉及需要，致谢。

（20）必要时记录病人情况。

四、注意事项

（1）注意保暖，避免过多暴露病人身体，保护其自尊和隐私。

（2）严格执行无菌操作，避免污染无菌物品及跨越无菌区，防止感染的发生。

（3）选择合适的导尿管。成人选用 8 ~ 12 号，小儿宜选用 8 ~ 10 号。过粗易损伤尿道黏膜，过细尿液自尿道口漏出，达不到导尿的目的。

（4）插管时动作要轻柔，避免损伤尿道黏膜。若导尿管滑出不可再向内插，防止逆行感染。男性尿道较长，并有三个狭窄，插管时略有阻力。在插管受阻时，应稍停片刻，请病人深呼吸，减轻尿道括约肌的紧张，再缓缓插入导尿管。切忌用力过快过猛而损伤尿道黏膜。

（5）膀胱高度膨胀且又极度虚弱的病人，第一次放尿不得超过 1 000 mL。因大量放尿，使腹腔内压急剧下降，血液大量滞留在腹腔血管内，可致血压下降而虚脱。又因膀胱内压突然降低，可致膀胱黏膜急剧充血，发生血尿。

（6）取尿培养须用无菌容器接取中段尿液 5 mL，并盖严放于适当处。防止污染，及时送检。

五、评价

（1）严格无菌操作，无跨越无菌区，导尿正确，无意外事故发生。

（2）沟通良好，保护患者隐私。

（3）操作熟练，动作轻柔，病人痛苦小。

导尿管留置法

导尿管留置法是指在导尿后，将导尿管保留在膀胱内，引流出尿液的方法。使用于抢救危重、休克病人，需要正确记录尿量，测量密度，借以观察病情；盆腔内器官手术前引流尿液，排空膀胱，避免手术中误伤；某些泌尿系统疾病手术后留置导尿管，便于持续引流和冲洗，并可减轻手术切口的张力，有利于愈合；昏迷、截瘫或会阴部有伤口的病人保留导尿管，以保持会阴部清洁、干燥。

一、目的

（1）抢救危重病人时正确记录每小时尿量、测量尿比重，以观察病人的病情变化。

（2）避免盆腔手术过程中误伤病人脏器，需排空膀胱，保持膀胱空虚。

（3）某些泌尿系统疾病手术后留置导尿管，便于引流和冲洗，并减轻伤口张力，促进伤口愈合。

二、用物

无菌导尿包（内装 8 号和 10 号导尿管各一条、血管钳两把、小药杯内置若干棉球、液体石蜡油棉球瓶、洞巾、弯盘两只、有盖标本瓶或试管）、无菌持物钳、无菌手套、碘附或苯扎溴铵溶液、治疗碗（内盛 0.1% 苯扎溴铵溶液或碘附棉球若干、血管钳一把）、消毒手套一只或指套两只、弯盘、小橡胶单和治疗巾（或一次性尿垫）、绒毯或浴巾、便盆及便盆巾、屏风、带气囊导尿管（16～18 号）、无菌引流袋（集尿袋）、胶布、橡皮圈及别针、生理盐水、5 mL 注射器、备皮用物；开瓶器一个、输液架一个、输液吊篮一个、常用冲洗溶液（0.9% 氯化钠溶液、0.02% 呋喃西林液、0.1% 新霉素溶液）。

三、操作步骤

（1）导尿前先剃去阴毛，以便于贴胶布固定导尿管。

（2）行导尿术后固定导尿管。

①胶布固定法：女性用宽 4 cm、长 12 cm 胶布一块，下 2/3 剪成 3 条，上 1/3 贴于阴阜上，下 2/3 的三条分别贴于导尿管及两侧大阴唇上，可用 2～3 条胶布分别将导尿管固

定在一侧大阴唇和大腿内侧 1/3 处（图 18 - 9）。男性用蝶形胶布贴于阴茎两侧，再用细长胶布做半环形（开口处向上）固定蝶形胶布，在距尿道口 1 cm 处用细绳将导尿管与蝶形胶布的折叠端扎住，剪去线头，导尿管固定于大腿内侧或腹壁上（固定于腹壁可以比较自然地保持尿道口的解剖位置，避免损伤）（图 18 - 10）。

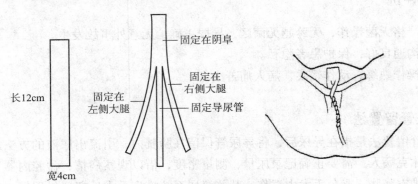

图 18 - 9　女病人留置导尿管固定法

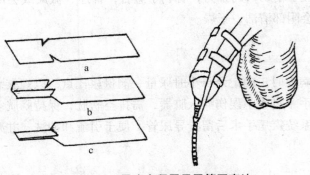

图 18 - 10　男病人留置导尿管固定法

②带气囊导尿管固定法：将导尿管插入膀胱后，向气囊内注入 5 mL 生理盐水（图 18 - 11），即扎紧气囊末端，轻拉导尿管以保证导尿管已固定，再用胶布固定于大腿内侧或腹壁上。

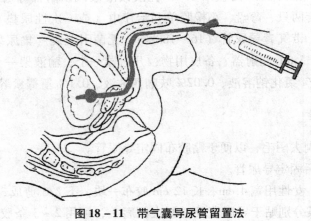

图 18 - 11　带气囊导尿管留置法

③将导尿管末端与集尿袋相连，引流管应留出足以翻身的长度，再用橡皮圈和别针固定在床单上，以防止翻身牵引使导尿管脱落（图18-12）。

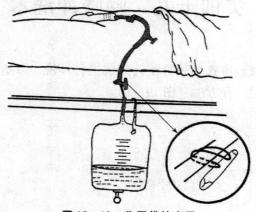

图18-12 集尿袋的应用

四、注意事项

（1）持引流通畅：引流管应放置妥当，避免扭曲、受凉、受压、堵塞等造成引流不畅，以致造成观察、判断病情失误。

（2）防止逆行感染：①保持尿道口清洁，每日1~2次用苯扎溴铵酊棉球擦拭尿道口及外阴，如分泌物过多，可选用0.02%高锰酸钾溶液清洗，再用苯扎溴铵酊棉球擦拭；②及时放出集尿袋内尿液，记录尿量，集尿袋及引流管位置应低于耻骨联合，防止尿液返流；③每日更换集尿袋，每周更换导尿管一次。

（3）病人离床活动时，导尿管和集尿袋应妥善放置，防止导管脱落。

（4）健康教育：①向病人及家属解释留置导尿管的目的及护理方法，使其认识到预防泌尿感染的重要性；②协助病人更换卧位，鼓励病人多饮水，发现尿液有沉淀、结晶、混浊时，应作膀胱冲洗；③训练膀胱反射功能，教会病人及家属在拔管前采用间歇式引流方式，使膀胱定时充盈排空，促进膀胱功能恢复。

五、评价

（1）严格无菌操作，无跨越无菌区，留置导尿管正确，无意外事故发生。

（2）沟通良好，保护病人隐私。

（3）操作熟练，动作轻柔，病人痛苦小。

实训十九　膀胱冲洗术

　　膀胱冲洗是将冲洗液经留置导尿管注入膀胱进行冲洗，以达到清洁膀胱，清除沉淀物，保持尿液引流通畅的一种方法（图 19－1）。

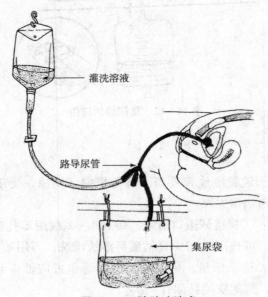

灌洗溶液

路导尿管

集尿袋

图 19－1　膀胱冲洗术

一、目的

（1）消除膀胱内血凝块、黏液或细菌，以维持膀胱的清洁并预防感染。

（2）对留置导尿管的病人，可防止尿道阻塞，维持尿液引流通畅。

（3）局部用药治疗膀胱的炎症。

二、评估

（1）病人病情、心理反应、自理能力、合作程度。

（2）病室环境是否适合膀胱冲洗。

（3）病人家属理解膀胱冲洗的目的。

三、计划

1. 护理目标

（1）病人导尿管引流通畅，症状减轻和消失。

（2）病人理解膀胱冲洗的意义，积极配合治疗。

（3）病人排尿正常，无泌尿道感染。

四、实施

（一）开放冲洗法

1. 用物准备

导尿护理盘、导尿用物、无菌膀胱冲洗器、乙醇棉球数个、无菌纱布 2 块、无菌换药碗 1 只、无菌冲洗药液、常用药液为 1:8 000~6 000 高锰酸钾、3% 硼酸、1:5 000 呋喃西林、1:5 000 利凡诺或生理盐水等（37 ℃~38 ℃）1 000~1 500 mL。

2. 方法

（1）在留置导尿的基础上，拔开玻璃接管，用乙醇棉球消毒导尿管及玻璃接管，并用无菌纱布保护，以防污染。

（2）用冲洗器吸取无菌冲洗液，连接导尿管将冲洗液缓缓注入膀胱。

（3）冲洗时应让冲洗液自行流出或轻加抽吸，如此反复冲洗，直至流出的冲洗液清净为止。

（4）冲洗毕，应将引流管冲洗 1 次，或更换无菌橡胶管及贮尿瓶，然后以玻璃接管与导尿管连接。接管时用无菌纱布保护，防止污染。

3. 注意事项

（1）冲洗抽吸时不宜用力过猛，吸出的液体不得再注入膀胱。

（2）若抽吸出的液量少于注入液量，可能系导尿管内有脓片或血块堵塞，或导尿管在膀胱内的位置不恰当。如膀胱内黏液脓片或血块太多，则冲洗次数和每次冲洗的液量都要相应增加。

（3）每次冲洗均应采取无菌操作。

（4）此种冲洗法简单易行，但污染机会大，应少采用。

（二）密闭式冲洗法

1. 用物准备

无菌冲洗引流管 1 套：橡皮管 3 根（连冲洗瓶长 90 cm，连导尿管长 80 cm，连引流瓶长 60 cm）、Y 形管、玻璃接管、冲洗吊瓶。无菌冲洗溶液、输液架、输液调节夹、贮尿瓶等。

2. 方法

（1）在留置导尿基础上，吊瓶内盛冲洗液挂于输液架上，下端以无菌操作连接 Y 形管，同时分别连接导尿管及排尿引流管，贮尿瓶置床旁地面。

（2）吊瓶高度距患者骨盆 1 m 左右，Y 形接管与膀胱同一水平。

（3）冲洗前先引流，使膀胱排空，然后夹闭排尿引流管，开放输入管，使冲洗液缓缓流入膀胱，滴速一般 40~60 滴/min，待流入一定量冲洗液时（一般每次 100~200 mL），夹闭输入管，开放排尿引流管，让尿液经 Y 形接管流入贮尿瓶内，观察尿流速度、色泽及混浊度。

（4）每次反复冲洗3~4回，或冲洗至流出液清澈为止，冲洗时不宜按压膀胱。

五、评价

（1）病人导尿管引流通畅，症状减轻或消失。

（2）操作方法正确，动作轻柔，无损伤及并发症发生。

（3）病人理解膀胱冲洗的意义，积极配合。

实训二十 大量不保留灌肠

灌肠法是将一定量的液体由肛门经直肠灌入结肠,以帮助病人清洁肠道、排便、排气或由肠道供给药物,达到缓解症状、确定诊断和治疗目的的方法(图 20 –1)。

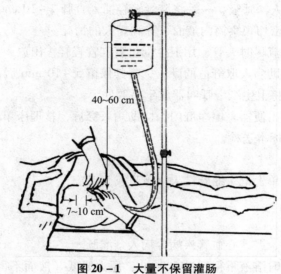

40~60 cm

7~10 cm

图 20 –1 大量不保留灌肠

一、目的

(1)软化和清除粪便、解除肠胀气。

(2)清洁肠道,为肠道手术、检查或分娩做准备。

(3)稀释并清除肠道内的有害物质,减轻中毒。

(4)为高热病人降温。

二、用物

(1)治疗盘内备灌肠筒一套,肛管,血管钳,润滑剂,棉签,手套。

(2)治疗盘外备卫生纸,橡胶单,治疗巾,弯盘,便盆,便盆布,输液架,水温计,屏风。

(3)灌肠溶液:常用 0.1% ~ 0.2% 的肥皂液,0.9% 氯化钠溶液。成人每次用量为 500 ~ 1 000 m,小儿 200 ~ 500 mL。溶液温度一般为 39 ℃ ~ 41 ℃,降温时用 28 ℃ ~ 32 ℃,中暑用 4℃ 的 0.9% 氯化钠溶液。

三、操作方法

（1）用物携至床旁，核对，解释；关闭门窗，屏风遮挡。

（2）侧卧位，双膝屈曲，褪裤至膝部，臀部移至床沿。垫橡胶单和治疗巾，置弯盘于臀边。

（3）灌肠筒挂于输液架上，筒内液面高于肛门 40～60 cm。

（4）戴手套，连接肛管，润滑肛管前段，排尽管内气体，夹管。一手垫卫生纸分开肛门，暴露肛门口，嘱病人深呼吸，一手将肛管轻轻插入直肠 7～10 cm，固定肛管，开放管夹，使液体缓缓流入、密切观察筒内液面下降和病人的情况。

（5）待灌肠液即将流尽时夹管，用卫生纸包裹肛管轻轻拔出放入弯盘内，擦净肛门。

（6）取下手套，协助病人取舒适的卧位，嘱其保留 5～10 min 后，再排便。对不能下床的病人，给予便器，将卫生纸、呼叫器放于易取处。

（7）排便后及时取出便器，擦净肛门，协助病人穿裤，整理床单位，开窗通风，观察大便性状，必要时留取标本送检。

（8）清理用物。

（9）洗手，在体温单上记录灌肠结果（0/E 或 1/E）。

四、注意事项

（1）妊娠、急腹症、严重心血管疾病等病人禁灌肠。

（2）伤寒病人灌肠时溶液不得超过 500 mL，压力要低（液面不得超过肛门 30 cm）。

（3）为肝昏迷病人灌肠时，禁用肥皂水，以减少氨的产生和吸收；充血性心力衰竭或钠潴留病人禁用生理盐水灌肠。

（4）准确掌握溶液的温度、浓度、流速、压力和溶液的量。

（5）病人有腹胀或便意时，嘱病人深呼吸，以减轻不适。

（6）灌肠过程中应随时注意观察病人的病情变化，如发现脉速、面色苍白、出冷汗、剧烈腹痛，心慌气急时，应立即停止并及时与医生联系，采取急救措施。

五、评价

（1）病人感觉安全、舒适，临床症状减轻或消失。

（2）病人理解灌肠的意义，护患沟通良好，积极配合。

实训二十一　保留灌肠

将药液灌入直肠或结肠内，通过肠黏膜吸收达到治疗的目的。

一、目的

镇静、催眠和治疗肠道感染。

二、用物

（1）治疗盘内备灌肠筒一套、肛管、血管钳、润滑剂、棉签、手套。

（2）治疗盘外备卫生纸、橡胶单、治疗巾、弯盘、便盆、便盆布、输液架、水温计、屏风。

（3）灌肠溶液：遵医嘱准备药物，镇静催眠用 10% 水合氯醛，治疗肠道感染用 2% 小蘗碱、0.5%～1% 新霉素或其他抗生素。溶液通常不超过 200 mL，温度为 39 ℃～41 ℃。

三、操作方法

（1）携用物至床旁，核对并解释。嘱病人排便、排尿，利于药物在肠腔内的保留和吸收。

（2）根据病情选择卧位（慢性细菌性痢疾病变部位多位于直肠或乙状结肠，取左侧卧位；阿米巴痢疾病变部位多在回盲部，取右侧卧位，以提高疗效），双膝屈曲，脱裤至膝部，使臀部移近床旁。

（3）将小垫枕、橡胶单和治疗单垫于臀下，使臀部抬高约 10 cm，防止药液溢出。

（4）橡胶单及治疗巾于臀下，置弯盘于臀边。盖好被子，只露臀部，保护隐私。冬季注意保暖。

（5）滑肛管前端，用注洗器抽吸药液。

（6）接肛管，排气夹管。

（7）轻轻插入肛管 10～15 cm 后注入药液，防止空气进入肠腔，引起腹胀不适。应做到肛管细、插入深、注药慢、药量少。

使用小容量灌肠筒，保持液面距肛门 <30 cm，减少刺激，有利于药液保留。

（8）松开血管钳，缓缓注入溶液。注毕夹管，取下注洗器再吸取溶液，同前法连接、松夹、灌注，如此反复直至溶液注完。灌速不得过快，以免刺激肠黏膜，引起排便反射。

（9）注完毕，注入温开水 5～10 mL，抬高肛管尾端，使管内溶液全部流入。更换注洗器时，防止空气进入肠道，引起腹胀。

（10）拔出肛管，分离肛管置于弯盘，为防止溶液流出污染被单，灌完后暂时留置橡胶单及治疗巾于病人臀下。

（11）用卫生纸在肛门处轻轻按揉，嘱病人尽量忍耐，保留药液在 1 h 以上，使药液充分被吸收，达到治疗目的。

（12）排便毕，取出便盆、治疗巾及橡胶单。整理床单位，清理用物。询问病人感觉及需要，致谢。

（13）冲洗肛管并按常规消毒法处理。

（14）观察病人反应。洗手后记录。

四、注意事项

（1）肛门、直肠、结肠等手术后的病人及排便失禁的病人不宜作保留灌肠。

（2）肠道抗感染以晚上睡眠前灌肠为宜。因活动减少，药液易于保留吸收而达到治疗目的。

五、评价

（1）病人感觉安全、舒适，临床症状减轻或消失。

（2）病人理解灌肠的意义，护患沟通良好，积极配合。

实训二十二　口服给药法

口服给药是指药物经口服后，被胃肠道吸收入血，从而达到防治、诊断和治病疾病目的的给药方法。优点：方便、经济和相对安全；缺点：吸收率较低，药物生效时间长，故应用时会受到一定的限制。

一、目的

协助病人按医嘱安全、正确地服用药物，以减轻症状、协助诊断、治疗和预防疾病。

二、方法

（1）将用物备齐，洗手。

（2）按床号顺序将小药牌插入发药盘（车）。

（3）取出药品，核对标签 3 遍（取药前、倒药前、倒药后各核对 1 次）。

（4）摆药前要备齐用物，中途勿离开操作台，以免发生差错。

①准备小药牌，核对小药牌与医嘱本后，按床号顺序将小药牌插入发药盘内。

②按查对制度进行摆药。

③摆水剂药物时应用量杯计量。

④油剂、所用药液量不足 1 mL 时，则用滴管计量，以滴为单位，1 mL 为 15 滴。

⑤摆片剂、丸剂时应用药匙取药；倒水剂时应用量杯，左手持量杯或带刻度的药杯，拇指指在所需刻度处，使与视线同一水平，右手持药瓶，标签向上，倒出所需药液（图22 - 1）。

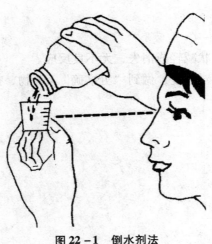

图 22 - 1　倒水剂法

⑥摆药完毕，再将药物、小药牌与服药单核对一遍，发药前再请另一名护士核对一遍，以保证给药无误。

（5）发药前，再由第二人核对无误后，方可发药。

（6）目前多使用一次性药杯给药。如非一次性则于发药毕，用清水洗净药杯，消毒揩干，并放回原处备用，盛油剂的药杯应先用纸擦净。

三、健康教育

（1）健胃药宜饭前服用，助消化药物要饭后服用。

（2）对牙齿有刺激性的药物或使牙齿染色的药物服用时可用吸管。

（3）止咳糖浆对呼吸道有安抚作用，服用后不宜立即喝水。

（4）磺胺类药物服用后多喝水，以减少结晶的形成。

（5）服用强心贰类药物前应先测脉率和心律，当脉率低于 60 次/min 或节律不齐时应停服，并报告医生。

四、发药原则及注意事项

（1）严格执行"三查七对"制度。

（2）婴幼儿、鼻饲者、食管胃底静脉曲张、上消化道出血等病人，药物应用研钵研碎。

（3）发药前做好护理评估。

（4）发药时根据药物特性进行用药指导，做到发药到手、服药到口、服后再走。

（5）同一患者的药应一次取离药车，不同患者的药不可同时取离药车。

（6）发药后观察服药效果及不良反应。

（7）药杯两消毒一清洗。

（8）正确对待病人的质疑。

五、评价

（1）用药后病人不适症状减轻或消失，无不良反应。

（2）护士操作时执行查对制度，做到"五准确"（药物、剂量、方法、时间、患者准确）。

实训二十三　超声波雾化吸入疗法

一、目的

（1）治疗呼吸道感染：可消除炎症，减轻咳嗽，稀释痰液，帮助祛痰。
（2）改善通气功能：解除支气管痉挛，使气道通畅。
（3）预防呼吸道感染：常用于胸部手术前后。
（4）湿化呼吸道：配合人工呼吸器使呼吸道湿化。
（5）治疗肺癌：应用抗癌药物治疗肺癌。

二、常用药物

（1）控制呼吸道感染：庆大霉素、卡那霉素。
（2）减轻呼吸道黏膜水肿：地塞米松。
（3）解除支气管痉挛：氨茶碱、沙丁氨醇。
（4）稀释痰液，帮助去痰：α-糜蛋白酶、乙酰半胱氨酸。

三、超声波雾化吸入器（图 23 - 1）

这是利用超声波声能，将药物变成细微的气雾，随病人进入呼吸道的方法。

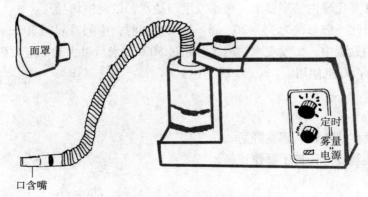

图 23 - 1　超声波雾化吸入器

雾化器的作用原理：

超声波发生器通电后输出高频电能，通过水槽底部的晶体换能器转换为超声波声能，声能透过雾化罐底部的透声膜作用于罐内的药物，破坏其表面张力使之成为细微雾滴，通过导管随病人深吸气进入呼吸道。

四、操作方法

（1）护士洗手，戴口罩，核对医嘱。

（2）水槽内加冷蒸馏水浸没雾化罐底部的透声膜；将稀释至 30～50 mL 的药液放入雾化罐内，将雾化罐放入水槽，将盖盖紧。

（3）检查并连接雾化器各部件。

（4）备齐用物，携至床旁，核对病人，做好解释工作，以取得合作。

（5）协助病人取舒适体位，颌下铺治疗巾。

（6）接通电源，先开电源开关，调整定时器，再开雾量调节开关，根据需要调节雾量。

（7）将口含嘴放入病人口中，或将面罩置于口鼻部，指导病人闭口深呼吸，以使药液达呼吸道深部，更好发挥药效。

（8）每次使用时间为 15～20 分钟。

（9）治疗毕，将口含嘴或面罩取下；先关雾化开关，再关电源开关，以免损坏雾化器。

（10）安置病人，整理床单位，清理用物，倒掉水槽内的水并擦干，雾化罐、口含嘴和螺纹管浸泡消毒 1 小时，再清洗擦干备用。

（11）观察治疗效果，洗手并记录。

五、注意事项

（1）晶体换能器和透声膜易损坏、破碎，宜轻擦轻按。

（2）水槽和雾化罐内禁用温水、热水或生理盐水，以免损坏晶片。

（3）雾化时间一般每次为 15～20 min。连续使用时，中间需间隔 30 min。

（4）在使用过程中，如发现水槽内水温超过 50℃或水量过少时，应关机，调换冷蒸馏水后再开机使用。

六、评价

（1）病人者症状减轻，感觉舒适。

（2）机器性能良好，护士操作正确。

实训二十四　药液抽吸法

一、目的

为各种治疗做准备。

二、用物

治疗盘内放置：无菌持物钳浸于消毒溶液罐内、2%～2.5%碘酊，70%～75%酒精或安尔碘等消毒液，无菌纱布及罐、消毒棉签、笔、砂轮。另备无菌盘、注射器（图24-1）弯盘、治疗卡，根据医嘱备药、注射器针头回收容器。

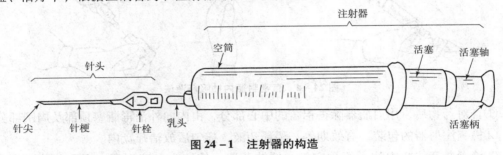

图24-1　注射器的构造

三、操作步骤

（1）洗手、戴口罩。

（2）自安瓿内抽吸药液法（图24-2、图24-3）。

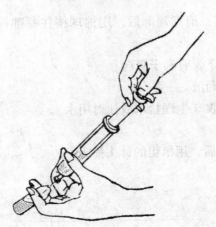

图24-2　小安瓿内药液抽吸法

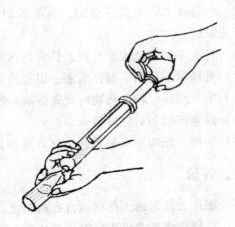

图24-3　大安瓿内药液抽吸法

①按无菌操作要求备好无菌盘。

②查对药物后，用手轻弹安瓿颈部的药液流至安瓿体部。

③环形消毒后，用消毒砂轮在安瓿颈部锯痕，再次消毒划痕处，折断安瓿。

④检查注射器的包装、有效期等，将注射器针头斜面朝下置安瓿内的药液中，手持活塞柄（不得触及活塞），抽动活塞吸药。

⑤抽吸毕，将空安瓿套到针头上以免污染，放在准备好的无菌盘内待用。

（3）自密闭瓶内抽吸药物（图24-4）。

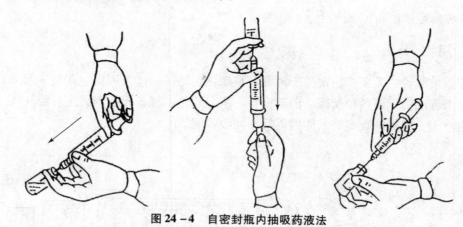

图24-4 自密封瓶内抽吸药液法

①查对药物后，用启瓶器除去铝盖的中心部分，由内向外消毒瓶塞顶部及周围部分。

②检查注射器的包装、有效期等，稀释药液，摇匀后放治疗盘内。

③消毒瓶塞往瓶内注入等量空气，倒转药瓶，使针头在液面下，吸取药液至所需量备用。

四、注意事项

（1）严格执行查对制度及无菌操作原则。

（2）安瓿颈部若有蓝色标记，则不需划痕，消毒颈部后，用棉球按住颈部标记的下方，折断安瓿。

（3）针头不可触及安瓿外口，针尖斜面向下，有利于吸药。

（4）抽药时不可用手握住活塞，以免污染药液。

（5）吸取结晶、粉剂药物时要先溶解后吸收（生理盐水或注射用水）。

（6）混悬剂摇匀后立即吸取。

（7）油剂要先加温（易被热破坏者除外）后，用稍粗的针头抽吸。

五、评价

（1）操作方法正确，严格执行查对制度。

（2）严格遵守无菌操作原则，无污染发生。

实训二十五 皮内注射

一、目的

（1）用于各种药物过敏试验，以观察局部反应。
（2）预防接种。
（3）局部麻醉的步骤。

二、部位

（1）皮肤药物过敏试验。常在前臂中段内侧下三分之一，因该处皮肤较薄，皮色较淡，易于注射和辨认。
（2）预防接种。常选用三角肌下缘部位注射，如卡介苗、百日咳疫苗等。

三、用物

治疗盘、一次性 1 mL 注射器、棉签、70% 乙醇、弯盘、无菌带盖容器、注射卡、按医嘱备药液、砂轮、0.1% 盐酸肾上腺素。

四、操作方法

（1）洗手、戴口罩，按医嘱准备药液。
（2）携用物至病人处，查对并解释。
（3）选择注射部位，70% 乙醇消毒皮肤，待干，抽吸药液，再次查对并排净空气。
（4）一手绷紧局部皮肤，一手平持注射器，针头斜面向上，与皮肤呈 5°角刺入皮内。待针头斜面全部进入皮内后，放平注射器，固定针栓，注入药液，使局部隆起呈半球状皮丘，皮肤变白并显露毛孔（图 25-1）。

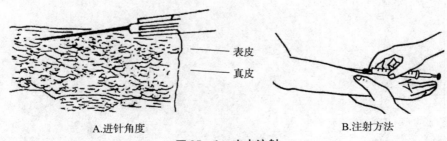

A.进针角度　　　　　　　　　　B.注射方法
图 25-1　皮内注射

（5）注射完毕，迅速拔出针头。

（6）再次查对，安置病人。

（7）清理用物，洗手并记录。

五、注意事项

（1）严格执行无菌技术操作原则和查对制度，严格遵守消毒隔离原则。

（2）在皮内注射前详细询问病人用药史、药物过敏史，如做药物过敏试验，备物时另备 0.1% 盐酸肾上腺素。如病人对需要注射的药物有过敏史，则不可做皮试，并与医生联系，做好标记。

（3）忌用碘酊消毒，以免影响对局部反应的观察。

（4）若为药物过敏试验，同时需做对照试验，则用另一注射器和针头，在另侧手臂相应部位注入 0.1 mL 0.9% 氯化钠溶液。

（5）拔针后切勿按揉皮丘或揉擦局部以免影响对结果的观察。

（6）注意进针角度和深度，以针头斜面全部进入皮内即可。

六、评价

（1）病人注射药液后症状减轻或消失，未出现不良反应；操作规范，无污染。

（2）护患沟通良好，患者配合。

实训二十六　皮下注射

一、目的

（1）需迅速达到药效、不能或不宜经口服给药时采用。如胰岛素口服在胃肠道内易被消化酶破坏，失去作用，而皮下注射迅速被吸收。

（2）局部麻醉用药或术前供药。

（3）预防接种。

二、部位

上臂三角肌下缘、上臂外侧、腹部、后背及大腿外侧方（图 26 - 1）。

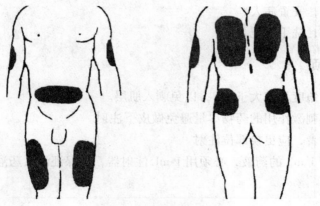

图 26 - 1　皮下注射部位

三、用物

注射盘内放无菌 1 ~ 2 mL 注射器和 5.5 ~ 6 号针头，按医嘱备药液。

四、操作方法

（1）洗手、戴口罩，按医嘱准备药液。

（2）携用物至病人处，查对并解释。

（3）选择注射部位，戴手套，以碘附消毒皮肤，待干，抽吸药液，再次查对并排净空气。

（4）一手绷紧局部皮肤，一手持注射器，示指固定针栓，针头斜面向上，与皮肤呈 30° ~ 40°角，快速将针梗的 1/2 ~ 2/3 刺入皮下（图 26 - 2）。

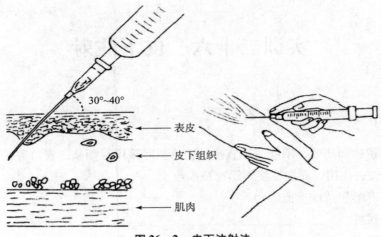

30°~40°

表皮

皮下组织

肌肉

图 26 - 2　皮下注射法

（5）松开绷皮肤的手，抽动活塞，如无回血，缓慢推注药液。

（6）注射完毕，用干棉签轻压针刺处，快速拔针后按压片刻。

（7）再次查对，安置病人。

（8）清理用物，洗手并记录。

五、注意事项

（1）针头刺入角度不宜大于45°，以免刺入肌层。

（2）对皮肤有刺激作用的药物尽量避免做皮下注射。

（3）经常注射者，应更换部位注射。

（4）注射少于1 mL的药液，必须用1 mL注射器，以保证注入药液剂量准确。

六、评价

（1）病人注射药液后症状减轻或消失，未出现不良反应；操作规范，无污染。

（2）护患沟通良好，病人配合。

实训二十七 肌肉注射

一、目的

（1）和皮下注射同，注射刺激性较强或药量较大的药物。

（2）适用于不宜或不能做静脉注射，要求比皮下注射更迅速发生疗效者。

二、部位

应选择肌肉较厚，离大神经、大血管较远的部位。其中以臀大肌最常用，其次为臀中肌、臀小肌、股外侧及上臂三角肌。

（1）臀大肌注射定位法。

①十字法。自臀裂顶点向左或向右画一水平线，然后从髂嵴最高点作一垂直线，将一侧臀部分为四个象限，其外上象限避开内角为注射区（图27-1）。

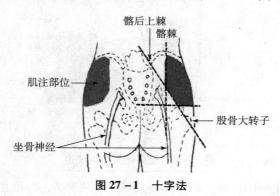

图27-1 十字法

②连线法。髂前上棘与尾骨连线的外上1/3处为注射点（图27-2）。

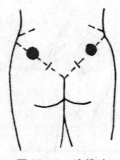

图27-2 连线法

（2）臀中肌、臀小肌注射定位法。示指尖置于髂前上棘，中指尖置于髂嵴下缘，两指间构成一个三角区，此区为注射区（图 27 - 3）；髂前上棘外侧三横指处，以病人自己的手指宽度为标准。

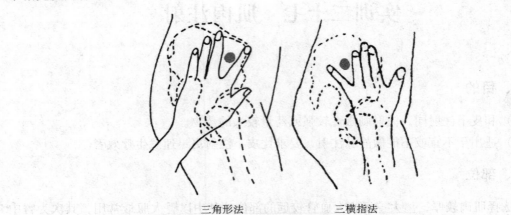

三角形法　　　　　三横指法

图 27 - 3　臀中肌、臀小肌注射定位法

（3）股外侧肌注射部位：为大腿中段外侧，位于膝关节上 10 cm，髋关节下 10 cm 处，约 7.5 cm 宽（图 27 - 4）。

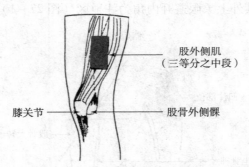

股外侧肌（三等分之中段）

膝关节　　　　　　股骨外侧髁

图 27 - 4　股外侧肌注射部位

（4）上臂三角肌注射法：为上臂外侧自肩峰下 2 ~ 3 指，此处肌肉分布较臀部少，只能做少剂量注射（图 27 - 5）。

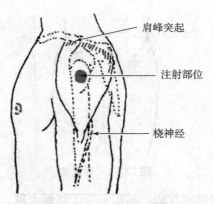

肩峰突起

注射部位

桡神经

图 27 - 5　上臂三角肌注射部位

三、用物

注射盘内无菌注射器 2～5 mL、针头 6～6.5 号、棉签、碘附、弯盘、无菌带盖容器、注射卡、按医嘱备药液、砂轮。

四、操作方法（图 27－6）

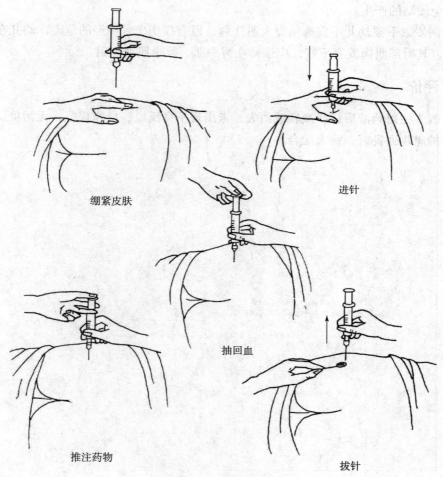

绷紧皮肤　　　　　　进针

抽回血

推注药物　　　　　　拔针

图 27－6　肌肉注射

（1）备齐用物，携至病人床旁。

（2）核对床号、姓名，再次向病人和家属讲解操作目的、过程及配合方法。

（3）协助病人取合适体位（坐位、侧卧位、俯卧位、仰卧位），选择注射部位，定位。

（4）常规消毒皮肤，待干，抽吸药液，再次查对，并排净空气。

（5）绷紧皮肤，垂直进针（针梗的 2/3）。

（6）抽回血，无回血即推药。

（7）注射毕，快速拔针，按压进针点。

（8）再次核对，整理床单位，清理用物，洗手并记录。

五、注意事项

（1）切勿把针梗全部刺入，以防针梗从根部折断。

（2）两种药液同时注射时，要注意配伍禁忌；需长期做肌肉注射者，注射部位应交替更换，避免硬结的产生。

（3）两岁以下婴幼儿不宜选用臀大肌注射，因有损伤坐骨神经的危险，幼儿在未能独自走路前，其臀部肌肉发育不好，应选择在臀中肌、臀小肌处注射。

六、评价

（1）病人注射药液后症状减轻或消失，未出现不良反应；操作规范，无污染。

（2）护患沟通良好，病人配合。

实训二十八　静脉注射

一、目的

（1）药物不宜口服、皮下或肌内注射，需迅速发生药效时，可采用静脉注射法。

（2）药物因浓度高、刺激性大、量多而不宜采取其他注射方法。

（3）作诊断、试验检查时，由静脉注入药物，如为肝、肾、胆囊等做 X 线摄片。

（4）输液和输血。

（5）用于静脉营养治疗。

二、部位

常用的有肘窝的贵要静脉、正中静脉、头静脉，或手背、足背、踝部等处浅静脉（图 28 - 1）。

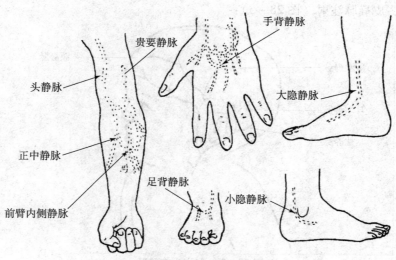

图 28 - 1　常用静脉注射部位

三、用物

注射盘内无菌注射器（根据药液量选用），针头 6.2 ~ 7 号或头皮针，止血带，治疗巾或一次性纸巾。按医嘱备药物。

四、操作方法

（1）洗手、戴口罩，按医嘱准备药液。

（2）携用物至病人处，查对并解释。

● 四肢浅静脉注射：

（1）选择合适静脉，在穿刺部位的下方垫小枕。戴手套，在穿刺部位上方（近心端）约 6 cm 处扎紧止血带，常规消毒皮肤，待干。

（2）抽吸药液，再次查对，排尽空气，以一手拇指绷紧静脉下端皮肤，使其固定，另一手持注射器，示指固定针栓，针头斜面向上，与皮肤呈 15°～20°角自静脉上方或侧方刺入皮下，再刺入静脉（图 28 - 2）。

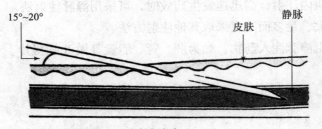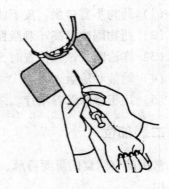

注射针头斜面向上，注射角度为15°～20°

图 28 - 2　静脉注射进针法

● 小儿头皮静脉注射（图 28 - 3）：

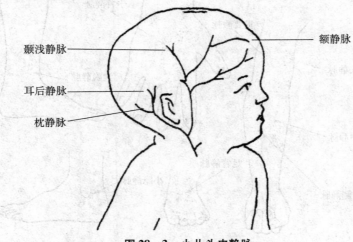

图 28 - 3　小儿头皮静脉

（1）抽吸药液，套上头皮针头，排净空气。

（2）病儿取仰卧或侧卧位，选择静脉，戴手套，注射部位备皮，常规消毒皮肤，待干。

（3）再次查对，排气。

（4）由助手固定病儿头部，操作者一手拇指、示指固定静脉两端皮肤，另一手持头皮针小翼，以静脉最清晰点后约 0.1 cm 处为进针点，向心方向与头皮平行刺入静脉，见回血后推药少许，如无异常，用胶布固定针头。

- 股静脉注射（图 28 - 4）：

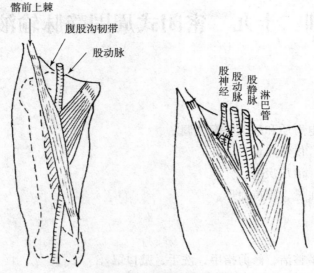

图 28 - 4　股静脉解剖位置

（1）协助病人取仰卧位，穿刺侧下肢伸直略外展外旋，常规消毒局部皮肤。

（2）抽吸药液，再次查对，排尽空气。

（3）术者戴无菌手套，一手食、中指于腹股沟处扪及股动脉搏动最明显部位并固定，另一手持注射器，针头与皮肤成 90°或 45°角，在股动脉内测 0.5 cm 处刺入，抽动活塞见有暗红色血，固定针头。

（4）缓慢推注药液。

（5）注射完毕，将干棉签放于穿刺点上方，迅速拔出针头，按压片刻。

（6）再次查对，安置病人。清理用物，洗手并记录。

五、注意事项

（1）注射时应选择粗直、弹性好、不易滑动的静脉。如需长期静脉给药者，应由远心端到近心端进行注射。

（2）根据病情及药物性质，掌握注入药液的速度，并随时听取病人的主诉，观察体征及其病情变化。

（3）对组织有强烈刺激的药物，注射前应先做穿刺，注入少量等渗盐水，证实针头确在血管内，再推注药物，以防药液外溢于组织内而发生坏死。

六、评价

（1）病人注射药液后症状减轻或消失，未出现不良反应；操作规范，无污染。

（2）护患沟通良好，病人配合。

实训二十九　密闭式周围静脉输液法

一、目的

（1）纠正水、电解质和酸碱平衡失调。

（2）补充营养，供给热量。

（3）输入药物、治疗疾病。

（4）增加循环血量，维持血压。

二、准备

（1）护士：衣帽整洁，修剪指甲，洗手，戴口罩。

（2）物品：根据医嘱备输液药物、治疗盘、安尔碘、输液器、消毒砂轮、2 副一次性 5 mL 注射器，消毒针头一枚（7 号）、排液碗、污物缸、棉签、输液贴、止血带、快速洗手液、输液治疗卡、输液贴。

（3）抢救药：盐酸肾上腺素。

（4）治疗车下层：浸泡止血带的消毒液桶、利器盒、医疗垃圾袋或桶。

（5）环境：清洁。

（6）舒适体位：坐位或半卧位。

三、操作方法

密闭式输液法利用原装密闭瓶插管输液的方法，其操作简便，污染机会少，广泛用于临床。

（1）按照治疗本，带输液架至床旁，向清醒病人解释输液目的，以取得配合，选择合适的静脉，调节输液架高度，嘱病人排便。

（2）洗手、戴口罩，根据医嘱备药，擦去瓶上灰尘，检查瓶口有无松动、破裂现象，认真核对药名、浓度、剂量和有效期，在光线充足条件下检查药液的质量，将瓶上下摇动，采用直立－倒置"Z"字形检查，每瓶对光检查时间不少于 10 秒钟，如发现有絮状物、沉淀、变色等均不得输用。取下输液瓶铝盖中心部分，套上网袋，检查输液器的有效期和无菌状态，备齐其余用物携至床旁。

（3）操作前认真查对，协助病人摆体位，放妥止血带（为防止交叉感染，要做到治疗巾、止血带每人"一巾一条"），以 2% 碘酊、75% 酒精消毒瓶塞，如液内需加药时则应在治疗室进行，加入其他药液应摇匀（注意药物配伍禁忌），在瓶签上注明床号，所加药物名称、剂量。将输液管的针头和通气管针头去掉针帽，同时插入瓶塞至针头根部，通气管另一端固定在网袋上。

（4）将输液瓶倒挂在输液架上，用手挤压点滴管，然后松开，使药液进入点滴管的1/2处为止（图29-1），排气后将调节器置于紧贴茂菲氏管下端夹紧，以便穿刺时易见回血。

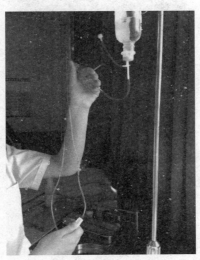

图29-1　静脉输液排气法

（5）常规消毒穿刺部位皮肤，扎止血带，嘱病人握拳，使静脉充盈（图29-2）。

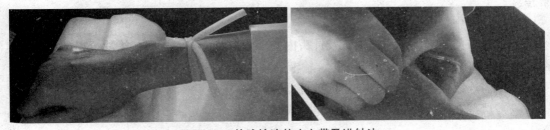

图29-2　静脉输液扎止血带及进针法

（6）根据病人的病情、年龄、药物性质调节滴速，一般成人每分钟60~80滴，儿童每分钟30~40滴，对年老、体弱、婴幼儿、心肺疾患输入速度宜慢；严重脱水，心肺功能良好者速度可适当加快，当输入高渗水、含钾药物、升压药物等滴速宜慢（图29-3）。

（7）再次查对，交代注意事项，护士消毒双手后，方可为下一位病人治疗。在输液过程中应定时巡视病人，随时观察反应及滴速。

（8）输液过程中，需临时加入少量药物，应先按注射法抽吸药物，常规消毒输液瓶塞后，将药液注入瓶中并摇匀，再按药物性质调节输液速度。

（9）输液完毕，夹紧调节器，除去胶布，利用敷盖针眼的纱布按压穿刺点上方，迅速拔出针头，嘱病人屈肘片刻（其他部位拔针后应按压片刻），整理病床单元，整理用物，归还原处。

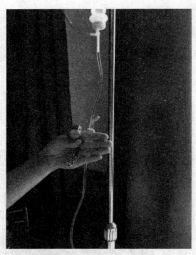

图 29 - 3　调节滴速

四、注意事项

（1）严格执行查对制度和无菌技术操作。

（2）若需长期输液，注意保护及合理使用静脉，应从远端小静脉至近心端选择静脉。

（3）根据病情、输液原则、药物性质合理安排输液顺序，加入药物时需注意药物配伍禁忌。

（4）输液中加强巡视。

（5）输液前，必须排尽输液管及针头内的气体，防止空气栓塞；输液过程中，及时更换输液瓶；加压输液必须有护士看护，输液完毕后及时拔针。

（6）需连续输液者，每 24 小时更换输液器。

（7）严禁在输液的肢体进行抽血化验或测量血压。

五、评价

（1）护患沟通有效，病人能配合操作，对服务满意。

（2）操作方法正确，达到目的，无并发症发生。

实训三十　套管针周围静脉输液法

一、目的

同密闭式周围静脉输液法。

二、部位

静脉留置针穿刺宜选择粗、直、弹性好，血流丰富，清晰易见，避开关节及静脉瓣的静脉。常用前臂贵要静脉、头静脉、肘正中静脉、下肢的隐静脉等外周围静脉穿刺置管，尽量选择前臂掌侧中间部位。

三、准备

同静脉输液法。

四、操作

（1）操作者：同密闭式周围静脉输液法。

（2）病人：同密闭式周围静脉输液法。

（3）用物：同密闭式周围静脉输液法。另备型号合适的静脉留置针 1 套及无菌透明敷贴（规格 6 cm × 7 cm）（图 30 – 1、图 30 – 2）。封管需另备 5 ~ 10 mL 注射器 1 支，12 500U 肝素钠 1 支及生理盐水 250 mL，或 10 mL 生理盐水 1 支。另备胶布 1~2 条。

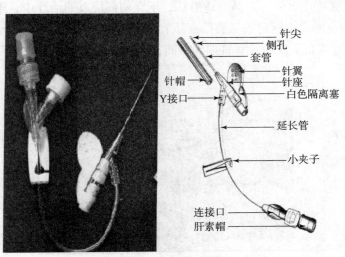

针尖
侧孔
套管
针翼
针帽
针座
Y接口
白色隔离塞
延长管
小夹子
连接口
肝素帽

图 30 – 1　静脉留置针

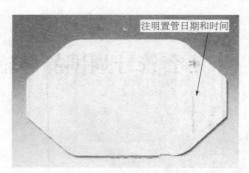

图 30 - 2　留置针透明固定敷贴

（4）环境：同密闭式周围静脉输液法。

实施：

（1）查对备物同静脉输液，并嘱病人清洗穿刺部位皮肤。

（2）连接、排气，再次查对药液无误后将输液瓶挂于输液架上，排尽头皮针内空气。部分打开留置针外包装，显露肝素帽（图 30 - 3），插入头皮针至斜面进入肝素帽，排尽肝素帽和留置针内空气，关闭调节器，将头皮针插至根部，挂妥。

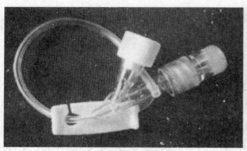
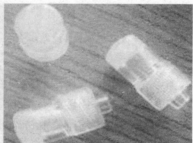

图 30 - 3　肝素帽

（3）消毒皮肤扎止血带，选择合适静脉，于穿刺部位下铺治疗巾，第一次消毒穿刺部位皮肤，直径 8 cm（大于所用透明敷贴面积），待干（图 30 - 4）。打开透明敷贴外包装，并在其中一条纸质胶布上注明置管日期和时间，必要时戴一次性手套，再次消毒。

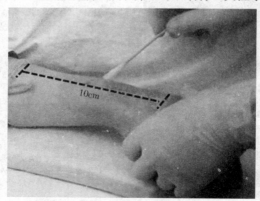

图 30 - 4　穿刺点上方 10 cm 处扎止血带

（4）转松针芯去除护针帽，检查针尖和外套管尖端完好。转动针芯以松解针芯和外套管，并使针尖斜面向上，再次排气。

（5）穿刺送管核对无误，嘱病人握拳，左手绷紧皮肤，右手持针翼（蝶形针翼夹住两翼），一般于静脉上方进针，针头与皮肤呈 15°~30°缓缓地直刺静脉，见回血后以 5°~10°推进 0.2 cm 左右。一手固定留置针，一手推出针芯约 0.5 cm 后固定针芯，将外套管全部送入静脉，松止血带，嘱病人握拳，打开调节器。

（6）撤针固定抽出针芯，确认输液畅通，以 75%乙醇消毒皮肤和针翼（避开针眼），皮肤干燥后用透明敷贴密闭式固定留置针，以写有留置时间的胶布 U 形固定留置针延长管，使肝素帽高于外套管头端，再妥善固定头皮针，取出止血带和治疗巾。

（7）脱手套，调节滴速，再次查对无误，在输液巡视卡上记录时间、滴速并签名。

（8）整理宣教。协助病人取舒适卧位，整理床单位，告知病人及家属注意事项。

（9）处理用物。推治疗车回污物处置室，按要求分类处理用物，规范洗手、记录。

（10）加强巡视，观察病人有无局部和全身的异常表现。

（11）确认病人输液完毕后实施封管。关闭调节器，取下胶布，将头皮针拔出少许，至只留针尖斜面在肝素帽内，将头皮针与输液器分离，连接抽有 5 mL 肝素钠封管液的注射器，先以脉冲方式推注 4 mL 左右封管液，再以一手稳妥肝素帽，边拔头皮针边快速推注封管液，使推药速度大于拔针速度（正压封管）。用夹子夹闭留置针硅胶管近针头端。

（12）完成封管后详细告知患者注意事项。

（13）再次输液。应核对无误，常规消毒肝素帽及周围皮肤，松开夹子，将抽有生理盐水的注射器连接输液头皮针，刺入肝素帽内，抽到回血后推注 5 mL 生理盐水，分离注射器，将头皮针与输液器紧密衔接进行输液，也可直接将输液头皮针插入肝素帽内再次输液。打开调节器，酌情调节滴速再次输液。

（14）停液拔管核对，小心揭开胶布和无菌透明敷贴，常规消毒皮肤和穿刺点，关闭调节器，置无菌输液贴于穿刺点上，轻压穿刺点，迅速拔出套管针，重压 2 个进针点知无出血（按压时间长于一般头皮针）。

五、注意事项

（1）使用静脉留置针时，必须严格执行无菌技术操作规程；正确选择留置针，能满足输液治疗的情况下，用最短、最细的导管留置。

（2）静脉留置针者应注意保护肢体，不输液时避免肢体下垂。能够下床活动的病人，避免使用下肢静脉留置，以防止有回血堵塞留置针。

（3）加强巡视，防止发生并发症。

（4）留置针一般可保留 3~4 天，最长不超过 7 天。

（5）封管液可选用盐水 5~10 mL 或稀释肝素液 3~5 mL，也可用正压来福接头代替肝素帽胶塞，可不用封管液封管。（见图 30-5）

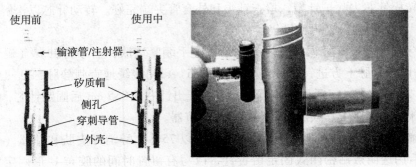

使用前　　　　　使用中

输液管/注射器

矽质帽
侧孔
穿刺导管
外壳

图 30 - 5　可来福无针密闭输液接头的结构

六、评价

（1）病人理解静脉留置针的目的，配合操作，有安全感。

（2）护士严格遵守操作规程，输液顺利。

实训三十一 静脉输血

一、目的

（1）补充血容量：用于大失血。成人一次出血在 500 mL 以内，不需输血，约 2 周可恢复。失血 >1 000 mL 时病人血压下降、头晕等，应及时输血。

（2）增加血红蛋白：用于纠正贫血。

（3）增加白蛋白：用于纠正低蛋白血症。

（4）供给凝血因子：输新鲜血或成分血，用于治疗凝血功能障碍。

（5）输入抗体、补体：增强抗感染能力，用于严重感染病人。

（6）去除有害物质。

二、用物

输液器 1 套（图 31 - 1）、无菌敷贴或无菌纱布、止血带、胶布、小垫枕、瓶套、开瓶器、无菌手套，另备加药用注射器及针头。

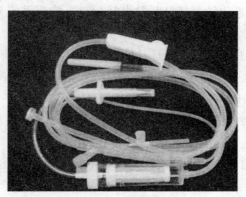

图 31 - 1　输血器

三、操作方法

1. 输血前准备

（1）备血：遵医嘱抽取血标本 2 mL，与输血申请单一并送往血库，做血型鉴定和交叉相容配血试验。

（2）根据医嘱取血，凭提血单取血，与血库人员共同认真核对患者的床号、姓名、住院号、供血者及受血者血型、交叉配血试验结果，血量及采血时间，包装是否严密（图 31 - 2）。

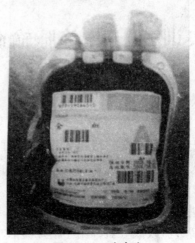

图 31 - 2　库存血

（3）血液从血库取出后勿震荡，不能加温。

（4）取回病区后，应按上述要求再次核对无误后方可输用。

2. 静脉输血操作步骤

● 间接输血法：

（1）洗手、戴口罩，备齐用物携至病人床旁，查对无误后，戴手套，按密闭式输液法穿刺，先输入少量 0.9% 氯化钠溶液打开贮血袋封口，常规消毒开口处塑料管，将输血器针头插入塑料管内，缓慢将血袋倒挂到输液架上，再次查对。

（2）0.9% 氯化钠溶液管调节器，打开输血管调节器，开始输血。

（3）输血速度。输血开始时速度宜慢，少于 20% 滴/min，观察 10～15 min 无不良反应，再按病情需要调节滴速。

（4）向病人或家属交代输血过程中的有关注意事项，并将呼叫器置于易取处。

（5）待血液输完时，再输入少量 0.9% 氯化钠溶液，拔针。

（6）协助病人取舒适体位，整理用物与床单位，医疗垃圾分类处理。

● 直接静脉输血法：

（1）手、戴口罩，备齐用物。将备好的注射器内加入抗凝剂，放入无菌盘内备用。

（2）认真核对供血者和病人的姓名、血型、交叉配血相容试验结果，确认无误后携用物至病人旁并向供血者和病人做好解释工作。

（3）嘱供血者和病人分别卧于床上，露出一侧手臂。选择粗大静脉（一般选择肘正中静脉），将血压计袖带缠于供血者上臂并充气。

（4）戴手套，常规消毒穿刺部位皮肤，从供血者抽取血液，直接行静脉注射输给受血者，操作时需三人协作，一人采血，一人传递，另一人输血，连续进行。

（5）输血毕，拔出针头，用小纱布按压穿刺点至无出血。

（6）协助病人取舒适位，整理用物与床单位。医疗垃圾分类处理，洗手，记录。

四、注意事项

（1）在取血和输血过程中，严格执行无菌操作和查对制度。

（2）输血前后和输入两袋血之间需要滴注少量生理盐水，以保输血通畅、顺利；防止发生不良反应；防止血液浪费。

（3）血制品内不可随意加入其他药品或高渗、低渗溶液，以防止血液凝集或溶解。

（4）输血过程中加强巡视。

（5）严格掌握输血速度。

（6）输血完毕后，血袋应保留24小时，以备患者输血后发生输血反应，查找分析原因。

（7）输入成分血时，由于剂量少，输注时间短，护士应全程严密监护，以免发生不良反应。

（8）直接静脉输血还需注意从供血者血管抽血时不可过急过快，应密切观察供血者面色、血压，及时询问有无不适；为受血者推注血液时不可过快，也应密切观察。

五、评价

（1）严格遵守无菌操作原则及查对制度，操作规范，未出现输血不良反应。

（2）护患沟通有效，病人有安全感，积极配合。

实训三十二　酒精拭浴

一、目的

为高热患者降温。

二、用物

治疗碗内盛 25% ～35% 酒精 200 ～300 mL，温度 32 ℃～34 ℃；擦浴用小毛巾两条、大浴巾、冰袋及套、热水袋及套、便器及屏风、酌情备更换的衣服等。

三、操作方法

（1）备齐用物，携至病人床旁，核对解释，关闭门窗，屏风遮挡，松开盖被，按需给予便器。

（2）将冰袋置于头部，热水袋置于足底，脱衣裤，大毛巾垫拍拭部位。

（3）小毛巾浸入温水中，拧至半干，缠于手上成手套状拍拭，以离心方向拍拭，每部位拍拭 3 min，拍拭毕用浴巾擦干。

（4）顺序：①双侧上肢：自颈部侧面→上臂外侧→手背；再自侧胸→腋窝→上臂内侧→手掌 ②拍拭背部：协助病人侧卧，露出背部，将背部分三部分进行拍拭，并更换上衣 。③双侧下肢：协助病人脱下裤，自髂骨→大腿外侧→足背；自腹股沟→大腿内侧→内踝；自股部→大腿后侧→腘窝→足跟 。协助病人穿好裤子。

（5）擦拭毕，取下热水袋，整理床单位，清理用物。

（6）拭浴后 30 min 测量体温并记录，如体温已降至 39 ℃以下，即取下头部冰袋。

四、注意事项

（1）禁忌擦拭胸前区、腹部、后颈部、足心以免引起不良反应。

（2）拭浴过程中注意观察病人反应，如出现面色苍白、寒战、呼吸异常时，应立即停止擦拭并通知医生。

（3）擦至腋窝、肘窝、手心、腹股沟、腘窝处稍用力并延长擦拭时间，以促进散热。

（4）擦浴整个过程不宜超过 20 min。

五、评价

（1）达到冷疗的目的，病人感觉舒适、安全。

（2）操作方法正确，病人未发生不良反应。

（3）护患沟通有效，保护病人自尊，满足病人的身心需要。

实训三十三 静脉血标本采集法

一、目的

（1）静脉全血标本用于测定血沉及血液中某些物质，如血糖、尿素氮、肌酐、尿酸、肌酸、血氨等的含量。

（2）血清标本用于测定肝功能、血清酶、脂类、电解质等。

（3）血培养标本用于检测血液中的病原菌。

洗手、戴口罩。查对医嘱，贴化验单附联于标本容器上，备齐用物携至病人床旁。

二、评估

（1）评估病人穿刺部位的皮肤情况、静脉充盈度及管壁弹性情况。

（2）评估病人意识、肢体活动能力和配合程度。

三、计划

（1）护士准备。衣着整洁，洗手，戴口罩。

（2）用物准备。同静脉注射法，备干燥注射器（5～10 mL）或真空采血系统（全封闭系统 图 33－1），标本容器（按需要备干燥试管、抗凝管或血培养瓶），酒精灯，火柴等。

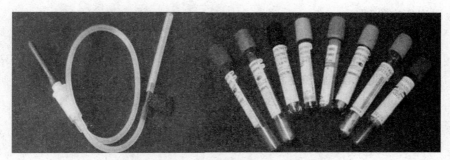

图33-1 采血针及真空采血系统

真空采血管内有各种添加剂（抗凝剂或促凝剂等），可以满足各种检验对血标本的要求。按国际通用的标准确定真空管盖的颜色和标签颜色来区分采血管的用途，易于选择、辨认及分类。如红色或黄色——生化检测；紫色——全血试验；蓝色——凝血测定；黑色——红细胞沉降率；绿色——急诊检测。可有效避免从采血到血样处理的全过程污染血标本的问题。

（3）环境准备。清洁、光线充足。

（4）核对医嘱，携用物至病人床旁。

（5）核对解释。核对病人，并向病人及家属解释采血的目的和方法，以便病人有效配合。

四、实施

（1）备齐用物，贴好标签，核对无误后按静脉穿刺法采取所需血量，立即卸下针头，将血液沿管壁缓慢注入试管内，切勿将泡沫注入，避免震荡，以防红细胞破裂而造成溶血。因血液中细胞的内外成分有很大差异，如细胞内钾离子浓度是细胞外的 20 倍，细胞内的某些酶含量也较细胞外高，如发生溶血，则直接影响检验结果的准确性。

（2）如需全血、血浆，可将血液如上法注入盛有抗凝剂的试管内，立即轻轻摇动，使血液和抗凝剂混匀，以防血液凝固。如需做二氧化碳结合力测定时，抽取血液后，应立即注入有石蜡油的抗凝试管中，注入时针头应插入石蜡油面以下，以隔绝空气，立即送验。否则血液中二氧化碳逸出，使检验结果降低，影响准确性。

（3）采集血培养标本时，应防止污染。静脉采血后，将血液注入培养瓶内，一般培养标本用肉汤培养瓶，如做伤寒杆菌培养则备胆汁培养瓶。临床常用的培养瓶有两种：一种是密封瓶，瓶口除橡胶塞外另加铝盖密封。瓶内盛培养液约 50 mL，经高压灭菌，使用时将铝盖剔去，用 2% 碘酒和 70% 酒精消毒瓶盖，更换针头将抽出的血液注入瓶内，摇匀后送验。另一种是三角烧瓶，瓶口以棉花塞子及纸严密包封，使用时先将封瓶纸松开，取血后将棉塞取出迅速在酒精灯火焰上消毒瓶口，将血液注入瓶内，轻轻摇匀，再将棉塞经火焰消毒后盖好，扎紧封瓶纸送验。一般血培养取血 5 mL，亚急性细菌性心内膜炎病人，因血中细菌数目较少，为提高细菌培养阳性率，应取血 10～15 mL。

（4）采血完毕，连同检验单及时送验，清理用物，归还原处。一次性注射器使用后应经消毒液浸泡集中处理。

五、评价

（1）病人穿刺部位无出血和血肿。

（2）标本采集方法正确，送检及时。

实训三十四 动脉采血

一、目的

（1）了解病人体内酸碱平衡情况。
（2）用于各种疾病、创伤、手术、呼吸衰竭、心肺复苏后等病人的监测。

二、评估

（1）评估病人穿刺部位的皮肤情况、血管搏动状况。
（2）评估病人意识、肢体活动能力和配合程度。

三、计划

（1）护士准备。衣着整洁，洗手，戴口罩。
（2）用物准备。基础注射盘，备干燥注射器（2 或 5 mL）或一次性动脉血气针（图 34 - 1），肝素钠注射液 1 支、无菌软木塞或橡胶塞 1 个。

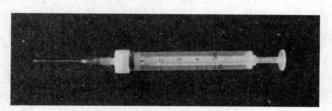

图 34 - 1 动脉血气针

（3）环境准备。清洁、光线充足。
（4）核对医嘱。携用物至病人床旁。
（5）核对解释。核对病人，并向病人及家属解释采血的目的和方法，以便病人有效配。

四、实施

（1）部位。协助病人取适当的体位，暴露穿刺部位，选择合适的穿刺部位，多选用桡动脉、肱动脉、股动脉（首选桡动脉见图 34 - 2）。
（2）消毒皮肤，以动脉搏动最强点为圆心，消毒直径为 6 ~ 8 cm，待干。
（3）再次核对，采血，采血量一般为 1.5 ~ 2 mL、用 2 mL 注射器，连接 7 号针头，吸 1 : 500 肝素生理盐水溶液 1 mL，将活塞来回抽动，使内壁沾匀肝素，再推掉全部肝素溶液，将活塞推至空筒顶端后不再回拉，以保持注射器内无空气。选择动脉（桡动脉采血比较方便），常规消毒病人的皮肤及操作者的左手食、中指后，以左手绷紧皮肤，右手持注射器，用左手食指触摸动脉搏动处，以45°角进针，见血液自动加入空筒内至2 mL后拔出针头，嘱病人按压局部5~10 min，应立即用橡皮泥或橡皮塞封闭针头（针头斜面埋入橡皮中即可），以隔绝空气，在手中搓动注射器，使血与肝素混合，立即送验。

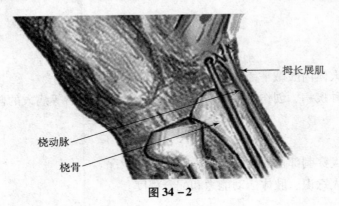

拇长展肌

桡动脉

桡骨

图 34 - 2

五、评价

（1）病人穿刺部位无出血和血肿。

（2）标本采集方法正确，送检及时。

实训三十五 鼻导管吸氧法

一、目的

（1）通过给氧提高动脉血氧含量及动脉血氧饱和度。

（2）纠正各种原因所造成的缺氧，维持机体生命活动。

二、评估

（1）病人的缺氧程度、动脉血氧分压以及氧疗的种类。

（2）病人的年龄、病情、治疗情况、意识、心理状态以及配合程度。

（3）病人鼻腔有无分泌物堵塞，有无鼻中隔偏曲等情况。

三、计划

1. 护理目标

（1）病人或家属了解用氧目的。

（2）病人呼吸平稳，血氧分压、血氧饱和正常。

（3）病人能说出用氧的注意事项，配合操作。

2. 用物准备

（1）中心供氧装置、治疗盘内放：流量表、湿化瓶（根据病情内可放蒸馏水、冷开水或20%～30%乙醇1/3～1/2满）、双侧鼻导管、棉签、弯盘、治疗碗内盛冷开水上面盖无菌纱布、记录单、笔，无菌物品均在有效期内。

（2）氧气筒供氧装置、氧气表、湿化瓶（根据病情内可放蒸馏水、冷开水或20%～30%乙醇1/3～1/2满）；治疗盘内放：棉签、弯盘、治疗碗2个（其中一个内放冷开水，另一个放鼻导管、小镊子、纱布块2块）、橡胶管1根、记录单、笔、胶布、松节油、扳手（图35-1）。

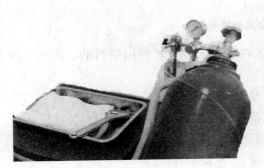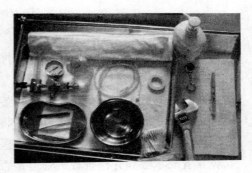

图 35 -1 吸氧用物

（3）病人卧位舒适，理解配合。

（4）环境安静、整洁、安全。

（5）护士仪表端庄，服装整洁，洗手，戴口罩。

四、实施

1. 操作步骤

（1）中心供氧装置（图 35 - 2、图 35 - 3）氧气吸入（双侧鼻导管）。

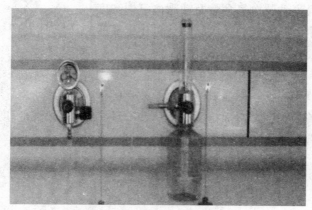

图 35 - 2　中心供氧

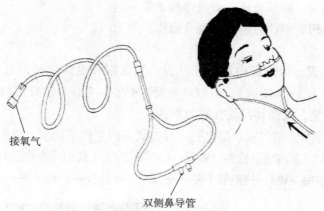

接氧气

双侧鼻导管
图 35 - 3　双侧鼻导管吸氧

①按需要将用物携至病人床旁，核对病人姓名、床号并解释用氧目的、方式、注意事项。

②检查鼻腔黏膜及通气情况，用湿棉签清洁鼻腔。

③连接好湿化瓶，关闭流量表开关并将流量表插入床头治疗带中心供氧装置插孔内。

④连接鼻导管，打开流量表开关，遵医嘱调节好氧流量。

⑤鼻导管蘸水湿润并检查吸氧管道是否通畅。

⑥将鼻导管插入病人双侧鼻腔，固定。

⑦记录用氧起始时间、氧流量，再次核对病人床号、姓名，护士签字。

⑧告知病人用氧期间勿随意调节流量，注意用氧安全。密切观察病人生命体征变化、缺氧症状（如发绀、呼吸困难）改善情况，询问病人感觉，做好心理安慰。

⑨病人吸氧结束，停氧时，核对病人床号、姓名并解释。

⑩取下鼻导管，关闭流量表开关。

⑪协助病人清洁口鼻及面部，取舒适体位。

⑫取下流量表，记录用氧停止时间，再次核对。

⑬整理床单位及用物，感谢病人配合。

⑭洗手，记录。

（2）氧气筒（图35-4）供氧（单侧鼻导管，图35-5）。

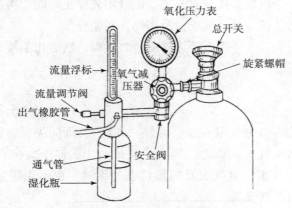

图35-4 氧气筒及氧气表

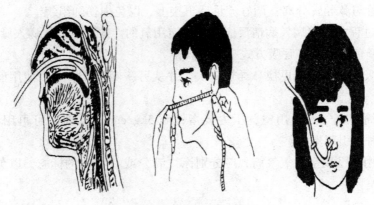

图35-5 单侧鼻导管吸氧

①装表：逆时针方向打开氧气筒总开关少许，使少量气体从气门流出，以便达到冲掉气门上的灰尘的目的，随后关闭总开关。将氧气表螺旋与氧气筒气门衔接后用手初步旋紧，然后将氧气表后倾，再用扳手旋紧，使氧气表直立于氧气筒旁，接好湿化瓶。将准备好的橡胶管一端接于氧气表上，检查氧气流出是否通畅、有无漏气以及全套装置是否合

适，最后关上流量调节阀，推至病室备用。

②将装好的氧气筒及其他用物携至床边，核对病人床号、姓名并解释。

③检查并湿润鼻孔，连接鼻导管一端在流量表上，根据病情调节氧流量。

④湿润鼻导管（鼻导管前端蘸水，一是为了湿润鼻导管，二是检查鼻导管是否通气良好），轻轻插入病人鼻腔内（单侧鼻导管插入深度为鼻尖至耳垂的2/3长）。病人无呛咳然后固定。

⑤记录用氧起始时间、氧气流量，再次核对病人，护士签名。

⑥告知病人在用氧期间勿随意调节流量，注意安全。密切观察缺氧改善情况，询问病人感觉。

⑦停止吸氧：核对病人并解释，拔出鼻导管。

⑧关总开关，放尽余气后关流量表开关。记录用氧停止时间，再次核对。协助病人清洁口鼻、面部，取舒适体位，整理床单位及用物，谢谢合作。

⑨护士一手持氧气表，一手用扳手放松流量表螺帽，然后用手旋开，卸下氧气表。离开病室，洗手，记录。

五、注意事项

（1）严守操作规程，注意用氧安全，做好"四防"，即防火、防震、防油、防热。氧气筒应放在阴凉处，离暖气1 m以上，离火炉5 m以上；筒上应标有"严禁烟火"的标志；搬运时避免倾斜、撞击；氧气表及螺旋口上勿涂油，也不用带油的手装卸，避免燃烧；有氧气筒的病室内严禁吸烟。

（2）使用氧时，应先调流量后应用，停用氧时先拔管再关闭氧气开关，中途改变流量时，先将氧气管与鼻导管分离，调好流量后再接上，以免损伤肺组织。

（3）用氧过程中观察病人病情反应，以确定用氧的疗效，主要从病人脉搏、血压、精神状态、皮肤颜色及湿度、呼吸方式来进行观察。

（4）持续吸氧者，每天更换鼻导管2次，并从另一侧鼻孔插入，使用面罩者4~8小时换一次。

（5）氧气筒内氧气不得用空，压力表指针至5kg/cm² 时，即不可再用，以防灰尘入内，再次充气时，引起爆炸。

（6）对未用或已用空的氧气筒，应分别标"满"或"空"的标志，以免用时搬错。

六、评价

（1）病人缺氧症状得到改善，呼吸平稳。

（2）病人未发生呼吸道损伤。

（3）护患沟通良好，病人配合，用氧安全。

实训三十六 电动吸引器吸痰

一、目的

（1）清除病人呼吸道分泌物，保持呼吸道通畅。

（2）防止窒息和吸入性肺炎等并发症。

（3）改善肺通气，促进呼吸功能。

二、评估

（1）病人年龄、病情、意识状态、治疗情况。

（2）病人呼吸、痰液性状、口腔及鼻腔皮肤黏膜情况。

（3）病人心理状态、合作程度。

三、计划

1. 护理目标

（1）病人排痰通畅，痰鸣音消失。

（2）病人配合吸痰操作，情绪稳定。

（3）病人呼吸道黏膜未损伤，无感染。

2. 用物准备

（1）负压吸引器（图 36 - 1）。治疗盘内放：无菌持物钳、0.9% 氯化钠注射液 1 瓶、无菌治疗碗 2 个（其中 1 个放开口器、压舌板、舌钳，上面盖无菌纱布）、无菌治疗盘（内放吸痰管数根、小镊子数把及无菌纱布数块）、一次性手套、弯盘、棉签、手电筒、盛有消毒液的瓶子。治疗车下层放一容器，内盛消毒液或医用垃圾袋。

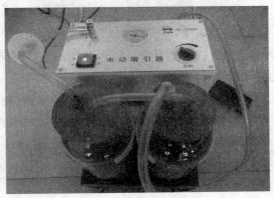

图 36 - 1 负压吸引器

（2）护士仪表端庄，服装整洁，洗手，戴口罩。

（3）病人卧位舒适，理解并愿意配合。

（4）环境安静，整洁，舒适，安全，光线明亮。

四、实施

1. 操作步骤

（1）按需要将用物携至病人床旁，核对病人姓名，耐心解释吸痰的目的、操作过程中可能引起的不适、如何配合护士操作。

（2）接通电动吸引器的电源，打开开关，检查吸引器的性能，调节负压（成人 40 ~ 53.3 kPa，儿童 < 40.0 kPa），试吸，保持通畅，关闭开关。

（3）将盛有消毒液的瓶子系于床边协助病人去枕仰卧位，头转向操作者一侧，略向后仰。

经口吸痰（图 36 - 2）。

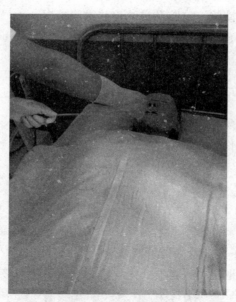

图 36 - 2 经口吸痰

- 倒生理盐水于治疗碗中，护士戴手套，按无菌操作连接吸痰管。

- 打开吸引器开关，试吸，检查吸痰管是否通畅，有无漏气。

- 嘱病人张口，必要时用开口器，如果病人有活动的义齿应先取下，舌后坠的病人用舌钳将舌拉出。护士将吸痰管末端反折，另一端插入病人口咽部，放松反折部，手法：左右旋转，向上提拉，吸净咽部分泌物。

- 更换吸痰管，再吸气管内分泌物。吸痰管由深部向上提拉，左右旋转，每次吸痰时间不超过 15 s，病人无缺氧状况。

- 每次吸痰后吸痰管退出后要及时冲洗吸痰管。如痰液黏稠不易吸出时，可扣拍胸背部，通过振动，促使痰液被吸出，或者行蒸汽吸入或雾化吸入，使痰液稀化后吸出。

● 吸痰结束后，取下吸痰管，将玻璃接管插入消毒瓶内，擦净病人面部。

经鼻吸痰（图36-3）。

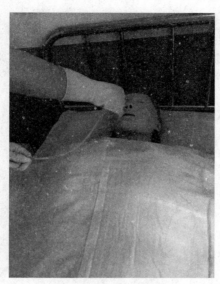

图36-3　经鼻吸痰

● 口腔吸痰有困难者，可由鼻腔进行吸引。检查并清洁病人鼻腔。

● 连接吸痰管，打开吸引器开关，试吸 0.9% 氯化钠注射液。检查吸痰管是否通畅，有无漏气。

● 护士将吸痰管末端反折，将吸痰管由病人清洁鼻孔插入一定深度，放松吸痰管反折部，由深部左右旋转向上提拉，吸净分泌物。

● 吸痰结束后，退出吸痰管，冲洗管腔，更换吸痰管，必要时重复吸痰。

● 观察病人面色、呼吸是否改善。观察吸出物的形状、颜色。储液瓶内液体不可超过瓶体的 2/3 满。

● 询问病人的感觉，检查口鼻腔黏膜有无损伤，擦净病人的口鼻、面部。取下吸痰管，关闭开关，切断电源。

● 再次核对，协助病人取舒适卧位，有针对性地进行健康教育。

● 整理床单位及用物，感谢病人配合。

● 洗手，记录。

五、注意事项

（1）严格执行无菌操作，治疗盘内吸痰用物每天更换 1~2 次，吸痰管一次一更换，配合口腔护理。

（2）观察病人病情变化，如喉部有痰鸣音及时吸出。

（3）电动吸引器储液瓶内痰液要及时倾倒，不可超过瓶体的 2/3 满。

（4）每个吸痰部位吸痰不超过 15 s。

（5）吸痰管不宜过粗，尤其小儿吸痰管宜细。

六、评价

（1）病人和家属能理解吸痰的重要性，并能配合。

（2）病人呼吸道分泌物及时清除，呼吸道保持通畅，感觉舒适，吸痰过程中呼吸道未发生损伤。

实训三十七　洗胃法

一、目的

（1）解毒：清除胃内毒物或刺激物，避免毒物吸收。在服毒后 6 h 内洗胃效果最佳。
（2）减轻胃黏膜水肿。
（3）为手术或某些检查做准备。

二、评估

（1）病人生命体征、意识状态及瞳孔变化，有无义齿，呕吐物性质、气味。
（2）病人年龄、病情、中毒情况，口鼻腔黏膜情况，有无洗胃禁忌证。
（3）病人对洗胃的认识、心理状态、合作程度、耐受力。

三、计划

1. 护理目标
（1）病人了解洗胃的目的。
（2）经过洗胃后，胃液澄清无味，并无并发症出现。
（3）病人情绪稳定，配合护士工作。

2. 用物准备
（1）自动洗胃机（图 37 - 1）及附件，洗胃溶液。治疗盘内放置：治疗碗、镊子、胃管、纱布、弯盘、急救口腔支架、液状石蜡、棉签、胶布、手套、手电筒、橡胶单及治疗巾、昏迷患者备张口器、压舌板、舌钳、牙垫并放于治疗碗内。

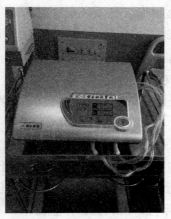

图 37 - 1　自动洗胃机

（2）护士仪表端庄，服装整洁，洗手，戴口罩。

（3）病人卧位舒适，理解并愿意配合。

（4）环境安静、整洁、舒适、安全、光线明亮，必要时屏风遮挡。

四、实施

1. 操作步骤

（1）按需要将用物携至病人床旁，核对病人床号、姓名，确认病人。向病人家属解释洗胃的目的、过程和注意事项，消除病人及家属紧张情绪，取得配合。

（2）根据病人病情，清醒病人可采取半卧位或坐位；中毒较重的病人采取左侧卧位；昏迷患者采取去枕平卧位，头偏向一侧。橡胶单及治疗巾围于病人颌下、胸前。

（3）弯盘置于病人口角旁，排出液桶置于病人头部的床旁，将配制好的洗胃液倒入洗胃液桶内。三根橡胶管分别与机器的药管（进液口）洗胃管和污水管（排液口）连接。将药管的另一端放入洗胃液桶内，污水管的另一端放入空塑料桶内。

（4）护士检查并清洁病人鼻腔或口腔，清除口鼻腔分泌物，若病人有义齿将义齿取下。若病人意识不清和不配合操作，应使用压舌板、张口器撑开病人口腔，置牙垫于上、下磨牙之间。昏迷病人如有舌后坠，可用舌钳将舌拉出。使用急救口腔支架置于病人口中，以方便操作。

（5）检查洗胃管是否通畅，测量插管长度，前额发际至剑突水平（成人为45～55 cm，婴幼儿为14～18 cm），做好标记。

（6）用石蜡油润滑胃管前端（插入长度的1/3），护士一手持纱布托住胃管，一手持镊子夹住胃管前端5～6 cm处，自口腔缓慢插入。当胃管到达咽喉部（插入14～16 cm）时，清醒病人嘱其做吞咽动作，随后迅速将胃管插入45～55 cm。昏迷病人在插管前应将其头部向后仰，当胃管到达咽喉部（插入14～16 cm）时，用左手将病人的头部托起，使下颌靠近胸骨柄，同时将胃管插入。

（7）插管过程中，如病人发生呛咳、呼吸困难、发绀等症状，应立即拔出胃管重新插入。如病人有恶心，嘱病人做深呼吸，休息片刻后再插。

（8）证实胃管在胃内：

①连接注射器于胃管末端抽吸有胃内容物吸出。

②胃管末端置于水杯中无气泡产生。

③用注射器注入10 mL空气，听有无气过水声。证实胃管在胃内后固定胃管于鼻翼两侧及颊部。

（9）将胃管的另一端和已插好的洗胃管相连接。调节药量大小，接通电源。先按"手吸"键，吸尽胃内容物，中毒物质不明时，第一次吸出的胃内容物应立即送检。再按"自动"键，机器开始对胃进行自动冲洗。冲洗时"冲"红灯亮，吸引时"吸"红灯亮。直到洗出液澄清、无味，按"停机"键，机器停止操作。

（10）操作时密切观察病人病情变化，胃内容物性质、颜色、气味、量及病人面色、生命体征的变化，有病情变化时及时处理。

（11）如病人感到腹痛，吸出血性液体或出现休克现象，应立即停止洗胃，与医生共同采取相应的急救措施。

（12）灌洗完毕，分离胃管和洗胃管。反折捏紧胃管口，轻轻揭去固定的胶布。左手托住胃管，右手持纱布包裹近口腔处胃管，拔管至咽部时，快速拔出，以防液体滴入气管内。

（13）拔出的胃管置于弯盘内，帮助病人去除胶布痕迹。协助病人漱口，揩净口鼻、面部，必要时更衣。

（14）协助病人取舒适卧位，询问感受，感谢病人配合。整理床单位，收拾用物。

（15）洗胃完毕后对洗胃机进行处理，将药管、洗胃管和污水管同时放入清水中，手按"清洗"键，机器自动清洗各管腔，清洗完毕后将各管同时取出，待机器内水完全排净后，按"停机"键，关机。分离拆下各管，浸泡消毒 30 min 后冲洗，晾干备用。

（16）护士洗手，观察并记录灌洗液名称和量，洗出液颜色、气味和病人情况。

五、注意事项

（1）急性中毒病人应迅速催吐，必要时再洗胃。毒物不明时应留首次胃液送检，并用 0.9% 氯化钠溶液或温开水洗胃。

（2）吞服强酸碱禁忌洗胃，防止穿孔。

（3）洗胃中随时观察病情变化，如有血性液体流出或出现虚脱现象或腹痛，应立即停止洗胃。

（4）每次灌注量不要太多，防止毒物推至十二指肠，促使毒物吸收或造成急性胃扩张。

（5）掌握洗胃时间，幽门梗阻病人洗胃在空腹或饭后 4～6 小时洗胃，并记录潴留量。

（6）中毒较重取左侧；意识清楚、血压正常者取坐位；昏迷病人平卧位，头偏向一侧。

六、评价

（1）病人洗出液澄清无味，胃内容物被清除，中毒症状缓解。

（2）病人无不良反应，未发生并发症。

（3）病人自尊与隐私得到保护，病人配合。

实训三十八　心肺复苏术

一、目的

用人工的方法，使病人迅速建立有效的循环和呼吸，恢复全身血氧供应，防止加重脑缺氧，促进脑功能的恢复。

二、评估

(1) 病人主要损伤部位。

(2) 病人意识状态、大动脉搏动情况，有无自主呼吸。

三、计划

1. 护理目标

(1) 病人循环、呼吸功能恢复。

(2) 人工呼吸、胸外心脏按压操作准确，无并发症。

2. 用物准备

(1) 按压木板、脚踏凳、纱布数块。

(2) 护士仪表端庄，服装整洁，洗手，戴口罩。

(3) 病人去枕仰卧于硬板床上或地面，畅通气道。

(4) 就地抢救，不宜搬动；尽力创造宽敞、安静、光线适宜的抢救环境，必要时以屏风遮挡。

四、实施

1. 操作步骤

(1) 判断意识，大声呼叫病人，轻拍病人肩部，确认其意识丧失，立即呼救寻求他人帮助。

(2) 判断呼吸：通过看、听、感觉（看胸部有无起伏、听有无呼吸音、感觉有无气流逸出）三个步骤来完成，若病人无反应表示其呼吸停止，应立即进行人工呼吸。

(3) 判断颈动脉搏动：护士食指和中指指尖触及病人气管正中部，旁开两指至胸锁乳突肌前缘凹陷处（图38-1），若无颈动脉搏动，应立即进行胸外心脏按压。进行判断后记录时间，立即进行心肺复苏。

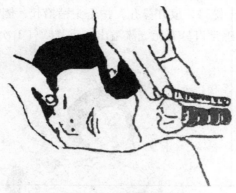

图 38 - 1　触摸颈动脉

（4）病人去枕仰卧于硬板床上（地上），解开其上衣及裤带，取下活动义齿，清理口鼻异物及分泌物。以压额举颏法开放气道：一手置于患者前额，手掌用力向后推压使头后仰，另一手的中指和食指呈剪刀式置于颌骨下方，将颏部向上抬（图 38 - 2）。

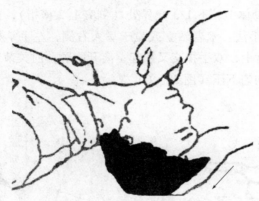

图 38 - 2　压额举颏开放气道

（5）口对口人工呼吸：一手举起患者下颌，使口张开，另一手捏闭患者鼻孔。护士深吸气后，用双唇紧贴并包裹患者的口部形成一个封闭腔，然后用力吹气（图 38 - 3），送气时间为 1.0 ~ 1.5 s，见患者胸廓抬起即可。

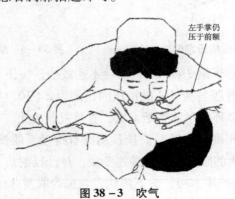

左手掌仍压于前额

图 38 - 3　吹气

（6）一次吹气毕，护士松口，放开鼻孔，护士头稍抬起，侧转换气，同时观察病人胸廓复位情况（图38-4），感觉口鼻有无气流溢出，重复吹气1次，共吹气2次。

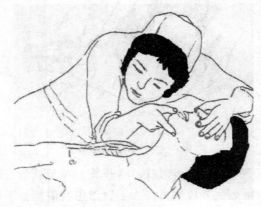

图38-4 胸廓复位

（7）按压部位：胸骨体中、下1/3交界处（剑突上2横指），或胸部正中两乳头连线水平（图38-5）。按压手法：术者站立或跪于病人右侧，左手掌根部放于按压部位，右手掌根平行重叠于左手背上，双手指交叉翘起，离开胸廓；肘关节伸直，用身体的力量垂直向下，快速、有力、均匀下压（图38-6）。

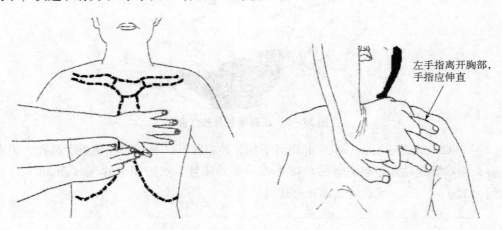

左手指离开胸部，手指应伸直

图38-5 胸外心脏按压定位　　　　图38-6 胸外心脏按压手法

（8）按压深度：使胸廓下陷3～5 cm，然后迅速放松，按压频率：100次/分，按压与放松时间比为1:1，人工呼吸与胸外心脏按压的比例为2:30，如此反复（吹气2口，按压30次），连续操作5个循环后迅速判断1次，直至复苏为止。

（9）复苏判断：病人出现自主呼吸。摸颈动脉有搏动，收缩压在60 mmHg以上。皮肤黏膜色泽转为红润。散大的瞳孔缩小，昏迷变浅，神经反射出现。

（10）复苏成功后撤去按压木板，头下垫枕，为患者取复苏体位。

（11）密切观察病情，实施进一步生命支持。

（12）洗手，做好记录。

五、注意事项

（1）按压部位要准确。

（2）按压力量要均匀适度，不宜过猛、过重，否则易引起肋骨骨折。

（3）按压姿势要正确。注意肘关节伸直，肩、肘、腕在一条直线上。按压放松时，手掌根部不能离开原按压部位。

（4）人工呼吸送气量不宜过大，以免引起患者胃部胀气；吹气时暂停心脏按压；口对鼻吹气时，应保持口部紧闭。

（5）胸外心脏按压时要确保足够的频率及深度。

六、评价

（1）病人循环、呼吸功能恢复。

（2）人工呼吸、胸外按压操作准确，无并发症。

实训三十九　尸体料理

一、目的

（1）保持尸体清洁、适宜的姿势，以维持良好的尸体外观，给家属以安慰。

（2）使尸体易于辨认，并做移尸太平间的准备。

二、用物

擦洗用具、干净衣裤、尸单、大单、尸体识别卡三张、血管钳、不脱脂棉花适量、剪刀、绷带、松节油等；有伤口的另备换药用具、敷料；如为传染病人还需备隔离衣、手套等。

三、操作方法

（1）填写尸体识别卡，护士洗手、戴口罩。

（2）备齐用物携至床旁，用屏风遮挡。

（3）劝慰死者家属，并请暂离病房。死者家属不在时应尽快通知来院瞻仰遗体及办理手续。

（4）撤去一切治疗用物，放平床支架，头下垫枕，使尸体仰卧，防止面部瘀血变色，双臂放于尸体两侧，用大单遮盖尸体。

（5）有伤口要更换清洁敷料，如有引流管应拔除后缝合伤口，或用蝶形胶布封闭，再用棉垫盖好包扎。

（6）洗脸，协助闭合眼睑。如眼睑不能闭合，可用毛巾湿敷或在上眼睑下垫少许棉花；如有义齿代为装好，口唇不能闭紧者，可轻柔或用绷带托起下颌；为死者梳理头发。

（7）脱去衣裤，依次擦洗上肢、胸、腹、背、臀及下肢，如有胶布痕迹应用松节油等擦拭干净；必要时用棉花填塞口、鼻、耳、阴道、肛门等孔道，以免体液外溢，并注意棉花勿外露。

（8）穿上衣裤，系一尸体识别卡于死者腕部，撤去大单。

（9）将尸体斜放在平车上，移尸体于平车大单上。先将大单两端遮盖头部和脚，再将两侧整齐地包好。在胸、腰及踝部用绷带固定，系第二张尸体识别卡于腰部的尸单上。

（10）盖上大单，尸体送至太平间，置于停尸屉内，取回大单，系第三张尸体识别卡于停尸屉外；大单及死者其他被服一并消毒、清洗。

（11）填写死亡通知书，并在当日体温单40 ℃～42 ℃之间用蓝笔纵向填写死亡时间。撤销一切治疗、饮食等护理卡，办理出院手续。有关医疗文件及床单位的处理方法同出院病人，如死者患有传染病，应进行终末消毒处理。

（12）清点遗物交给死者家属。若家属不在，应由两人共同清点，贵重物品列出清单，交护士长保存。

四、注意事项

（1）病人死亡后若家属不在，应尽快通知家属来院。

（2）进行尸体护理前先用屏风遮挡，以维护死者的隐私及避免影响病室其他病人的情绪。

（3）尸体卡别放要正确，便于识别。

（4）床单位非传染病病人按一般出院病人方法处理，传染病病人按传染病病人要求进行终末消毒处理。

（5）清理病人遗物时，若家属不在，应由两人清点后，列出清单交护士长保管。

五、评价

（1）尸体整洁、外观良好。

（2）死者家属对尸体料理表示满意。

实训四十　医疗护理文件的书写

医疗护理文件是记录病人在住院期间疾病的诊断、治疗、护理、发展、转归全过程的医院和病人的重要档案资料，也是医学教育、研究、管理和有关法律事务的重要资料。其中一部分由护士负责书写。应规范书写医疗护理文件并妥善保管，以保证其原始性、正确性和完整性。各医院文件记录方式不尽相同，但原则是一致的。

一、医疗护理文件的重要性

临床护理实践中，必须严肃对待、认真保管护理记录，它的重要价值体现在以下几方面。

1. 有利于信息交流

病案是关于病人病情变化、诊断治疗和护理全过程的记录。记录最主要的目的是便于医护人员通过阅读评估病人的需要，了解病人的治疗护理全貌，达到彼此沟通的目的，便于医护人员全面、及时、动态地了解病人的病情，保证诊疗、护理工作的连续性和完整性，加强医护之间的合作与协调。如病室交班报告可使值班护士在很短时间内掌握病室动态、危重病人病情、治疗护理和注意事项等。

2. 提供教学与科研资料

一份标准、完整的病案体现了理论在实践中的具体应用，是医学教学的最好教材，一些特殊病例还可以用作护理个案分析与讨论。完整的护理记录是护理科研的重要资料，对回顾性研究更有其参考价值。同时，也为疾病调查、流行病学的研究、传染病管理等提供了医学统计的原始资料。

3. 提供评价资料

完整的病案可以较全面地反映医院的医疗护理服务质量、技术水平及医护人员的业务素质，是衡量医院工作的科学管理水平的重要标志之一。也是医院等级评定、医护人员考核的参考资料。

4. 提供法律依据

病案属合法文件，为法律认可的证据。医护记录内容反映了病人住院期间接受治疗护理的具体情形，在法律上可作为医疗纠纷、人身伤害、保险索赔、犯罪刑案及遗嘱查验的证明，凡涉及以上诉讼案件，调查处理时都要将病案、护理记录作为依据加以判断，以明确医院及医护人员有无法律责任。因此，只有认真对待各项护理书写，就病人住院期间的病情、治疗、护理做及时、完整、准确的记录，才能保护护士自身和病人的合法权益。

二、医疗护理文件书写的原则

及时、准确、规范、简要、完整为书写病案应遵循的基本原则。

1. 及时

病案记录必须及时，不得拖延或提早，更不能漏记，以保证记录的时效性，维持最新资料。如入院护理评估要求病人入院后 24 h 内完成，因抢救危重病人，未能及时书写记录时，当班护士应在抢救后 6 h 内据实补记，并加以说明。

2. 准确

病人基本资料记录必须正确无误，如姓名、床号、住院号；内容应为客观事实，尤其对病人的主诉和行为应详细、客观的描述，不应为护理人员的主观解释和偏见资料，如"病人拒绝更换卧位"则不能记"不合作"，后者是护士的主观判定。内容必须真实、准确，以作为法律证明文件；记录时间时，应为实际给予药物、治疗、护理的时间，而非事先排定的时间；病案书写不得出格跨行，不得粘贴、涂改或滥用简化字，应保证原记录清晰可辨。

3. 规范

按要求分别使用红、蓝墨水钢笔书写。字迹必须端正、清楚，一般白班用蓝钢笔、夜班用红钢笔记录，不能用铅笔，因易被涂改且无法永久保留。

4. 简要

病案记录时，应尽量简洁、流畅、重点突出。使用医学术语和公认的缩写，避免笼统、含混不清或过多修辞，以方便护理人员快速获取所需信息，节约时间。

5. 完整

病案不得丢失，不得随意拆散，眉栏、页码必须逐页逐项填写完整，避免遗漏。记录应连续，每项记录后应紧接着签全名，不留空白，以防添加。

三、医疗护理文件的管理

医疗护理文件是医院重要的档案资料，因此，医院必须建立严格的病案管理制度，并要求各级护理人员严格遵守。

1. 病案的排列

病案由门诊病案和住院病案两部分组成。门诊病案包括首页、副页、各种检查报告单，随住院病案放置。住院病案包括医疗记录、护理记录、检查记录和各种证明文件等。由于病案是医护人员临床实践的原始文件记录，对医疗、护理、教学、科研、法律等方面都至关重要，故无论是在病人住院期间还是出院后均应妥善保管。

2. 病案的保管

医疗机构建立专门的管理制度，设置专门人员或专（兼）职人员，具体负责其管理工作。严禁任何人涂改、伪造、隐匿、销毁或抢夺病历资料。

1）住院期间医疗与护理文件的管理

（1）按规定记录使用并将其放在固定位置。

（2）根据《医疗事故处理条例》规定，病人及家属有权复印体温单、医嘱单及护理记录单等，因特殊原因需借阅或复印等应按规定办理相关手续，用后及时归还。

（3）必须保持医疗护理文件的清洁、整齐、完整，防止污染、破损、拆散、丢失。

2）出院或死亡后病案的保管

（4）按出院顺序排列整理后交病案室统一保管。

（5）如需借阅要办理手续，用后归还。

四、医疗护理文件书写要求

医疗和护理文件的书写，包括填写体温单、处理医嘱、记录特别护理记录单和书写病室交班报告等。随着整体护理的开展，填写各类整体护理表格成为护理人员应掌握的书写项目。

（一）体温单

体温单（表40-1）记录病人的体温、脉搏、呼吸及其他情况，如出入院、手术、分娩、转科或死亡时间，大便、小便、出入量、血压、体重、药物过敏等。通过阅读该表能初步了解病人生命体征的变化概况，因此规定在病人住院期间，当前的体温单应位于病历的第一页。

（二）医嘱单

医嘱是医生根据病人病情需要，拟定检查、治疗、用药和护理等计划的书面嘱咐，由医护人员共同执行。医嘱也是护士处理和执行医嘱的依据。

1. 医嘱的内容

医嘱的内容包括日期、时间、床号、病人姓名、护理常规、隔离种类、护理级别、病危与否、饮食、体位、药物（剂量、用法、时间等）、各种检查和治疗、术前准备以及医生、护士的签名。

2. 医嘱的种类

1）长期医嘱

医嘱有效时间在24 h以上，当医生注明停止时间后医嘱才失效。如一级护理、流质饮食、异山梨酯10 mg tid。

2）临时医嘱

医嘱有效时间在24 h以内，应在短时间内执行，有的需立即执行（st），一般只执行一次，如阿托品0.5 mg Hst；有的需在限定时间内执行，如手术、会诊、检查、检验等。另外，出院、转科、死亡等也列入临时医嘱。需一日内连续执行数次的医嘱，如奎尼丁0.2 g q2h×5，也可以按临时医嘱处理。

3）备用医嘱

（1）长期备用医嘱（pm）：指有效时间在24 h以上，必要时使用。两次执行之间有间隔时间，由医生注明停止时间后方失效，如哌替啶50 mg im q6 h prn。

（2）临时备用医嘱（sos）：仅在医生开写时起12 h内有效，必要时使用，只用一次，过期未执行自动失效，如地西泮5 mg po sos。

表40-1 体 温 单

科室　　　床号　　姓名　　　性别　　年龄　　　住院病历号　　　入院日期　2015-07-29

日　期	2015-07-29				30				31				08-01				02				03				04			
住院天数	1				2				3				4				5				6				7			
手术后天数																												
时　间	3	7	11	15	19	23	3	7	11	15	19	23	3	7	11	15	19	23	3	7	11	15	19	23	3	7	11	15	19	23	3	7	11	15	19	23	3	7	11	15	19	23

脉搏（次/分） 体温（℃）

呼吸（次/分）	18	16	17		17		18		R						
血压(mmHg)	130/80	136/83	135/85	130/75	140/88	138/86								
入量(mL)	2000		1500									
尿量(mL、次/日)	2500		2000		7							
大便(g、次/日)	1		0		1							
量(mL)												
体重（kg）	65											
身高（cm）	175											

3. 医嘱的处理原则

（1）先急后缓：处理医嘱较多时，应首先判断执行医嘱的轻重缓急，以便合理、及时地安排执行顺序。

（2）先临时后长期：需即可执行的临时医嘱，应立即安排执行。

（3）医嘱执行者须在医嘱单上签全名。

4. 医嘱的处理方法

（1）长期医嘱（表40-2）：医生开写在长期医嘱单上，注明开写日期、时间和签名。护士将长期医嘱分别处理转抄在各种长期治疗单或治疗卡上。如服药单（卡）、注射单（卡）、一般治疗单（卡）、输液单（卡）、饮食单（卡）等，在长期医嘱单的护士签名栏签全名，在处理时间栏内注明处理医嘱的时间。长期医嘱转抄在各种治疗单上时应注明具体的执行时间（白天用蓝笔书写，夜间用红笔书写），如青霉素80万U im q8 h，注射单（卡）上应书写为青霉素80万U im 8 - 4 - 12；bid为8 - 4；tid为8 - 12 - 4；qid为8 - 12 - 4 - 8等。

表40-2　长期医嘱单

姓名：苏平　　　科别：内　　病室：3　　　　床号：7　　　　　　住院病历号：345678

处方		医嘱	医生签名	护士签名	处理时间	停止		医生签名	执行者	执行时间
日期	时间					日期	时间			
2015.2.6	8：00	内科护理常规	赵海	王利	8：00					
		一级护理								
		病危								
		低盐饮食								
		地高辛 0.25 mg po qd								
		维生素 B 110 mg po tid								
		维生素 C 200mg po tid								
		10% 葡萄糖 500 mL								
		10% 氯化钾 10 mL　iv gtt								
		胰岛素 12uH qd								
		青霉素 80 万 u im q8 h								
		氧气吸入 prn				2.9	8：00	李海	王红	8：00
2015.2.6	8：00	杜冷丁 50 mg im q6 h prn	赵海	王利	8：00	2.9	8：00	李海	王红	8：00
2.9	8：00	肌苷 0.2 po tid	赵海	王利	8：00					

（2）临时医嘱（表40－3）：医生开写在临时医嘱单上，注明日期、时间并签全名。需立即执行的临时医嘱，主班护士应安排有关护士立即执行（10 min内）。有限定执行时间的临时医嘱，护士应转抄到临时治疗本或交班记录本上，并做好交班。护士执行后，必须在临时医嘱单的执行者和执行时间栏内签全名和执行时间。会诊、手术，各种检查、检验申请单应及时转送到有关科室，由主班护士代签名并注明时间。药物过敏试验结果记录于该医嘱后，以红（＋）表示阳性，蓝（－）表示阴性结果。

表40－3　临时医嘱单

姓名：苏平　　科别：内科　　病室：5　　床号：6　　　　　　住院病历号：67895

日期			医嘱者	执行者	执行时间
2015.2.6		血常规	赵海	王灵	8：00
		大便常规		王华	
		小便常规		王灵	
		心电图		王灵	
		X线胸片		王灵	
		50%葡萄糖20 ml			
		西地兰0.2 mg iv st	赵海	张倩	
		青霉素皮试（－）st	赵海	张倩	
2.6	9：00	杜冷丁50 mg im	赵海	张倩	9：00
2.7	8：00	0.9%氯化钠500 ml iv gtt			9：05
		复方丹参10 ml st	赵海	张倩	9：55
2.9	9：00	心电图	赵海	王华	10：00
		0.9%氯化钠500 ml iv gtt			10：05
		复方丹参10 ml st	赵海	张倩	10：10
2.10	10：00	心电图	赵海	王灵	10：30
	21：00	安定5 mg po sos 未用	赵海		
2.16	8：00	明日出院	赵海	胡杰	9：00

（3）备用医嘱、长期备用医嘱（prn）：由医生开写在长期医嘱单上，病人需要时使用。每次执行时应由医师在临时医嘱单上记录执行日期、时间并签名，供下一次使用时参考，每次执行前必须了解上次执行时间。

临时备用医嘱（sos）由医生直接写在临时医嘱单上，护士将临时备用医嘱抄在特殊交班本上，待病人需要时执行，执行后按临时医嘱处理，写上执行时间，并在签名栏内签全名；过期（12 h）未执行，则由护士用红墨水钢笔在执行时间栏内写"未用"，并在签名栏内签全名。

（4）停止医嘱：医生在长期医嘱单原项医嘱内容的停止日期栏内注明停止日期和时间并签名。护士将该项医嘱在相应的执行单和小卡片（如服药卡、饮食卡、注射卡等）上的有关项目注销（红笔标记 DC 或用红笔画去），在医嘱单原医嘱内容的终止栏内注明执行时间并签全名。

（5）重整医嘱：当长期医嘱单上医嘱调整较多时需要重整医嘱。护士重整医嘱时，在原医嘱最后一行医嘱下面用红笔画一横线，在红线下面医嘱栏内用红笔书写"重整医嘱"字样，在红线上下均不得有空行，并注明日期和时间，再将红线以上有效的长期医嘱按原来日期、时间排列顺序抄录在红线以下的医嘱单上，抄录完毕，两人核对无误后重整者签全名。

遇转科、手术和分娩时，也要重整医嘱。即在原医嘱最后一行医嘱一律作废，并在红线下面用红线写上"转科医嘱""手术后医嘱"或"分娩后医嘱"，同时将各执行单（卡）上的原医嘱注销，然后由医生重新开写医嘱。

5. 注意事项

（1）医嘱必须经医生签名后才有效。一般情况下不执行口头医嘱，在抢救或手术过程中医生提出口头医嘱时，执行护士应先复诵一遍，双方确认无误后方可执行，并应及时由医生在医嘱单上补写医嘱。

（2）对有疑问的医嘱，必须核对清楚后方能执行。

（3）医嘱应每班、每日核对，每周总查对一次，查对后签名。

（4）对已写在医嘱单上而又不需执行的医嘱，不得贴盖、涂改，应由医生在该项医嘱的标记栏内用红钢笔写"取消"，并在医嘱后用蓝钢笔签全名。

（5）凡需下一班执行的临时医嘱要交班，并在交班报告或记录板上注明，以防遗忘。

（三）特别护理记录单

凡危重、抢救、大手术后、特殊治疗和需严密观察病情者，需填好特别护理记录单，以便及时了解病情变化，观察治疗或抢救效果。

1. 记录内容

记录内容包括病人的生命体征、神志、瞳孔、出入量、病情动态、护理措施、用药情况、药物治疗及反应等。

1）记录方法和要求

（1）用蓝钢笔填写眉栏各项，包括病人姓名、性别、科别、病室、床号、住院号、诊断、记录日期及页码等。早班（7：00—19：00），用蓝钢笔填写，夜班（19：00—次晨7：00）用红钢笔填写。

（2）首次书写特别护理记录单者，须有疾病诊断、目前病情，手术者应记录何种麻醉、手术名称、术中术后病情、伤口、引流等情况。

（3）及时准确地记录病人的病情动态、治疗、护理措施及效果，并签全名。

（4）详细记录出入液量，24 h 出入液量应于次晨总结，并填写在体温单相应栏内。

（5）停止特别护理记录，应有病情说明。

（6）病人出院或死亡后，护理记录单应归入病案保存。

2. 一般病人护理记录（表40 - 4）：

（1）一般病人护理记录指护士根据医嘱和病情对一般病人住院期间护理过程的客观记录。一般病人护理记录内容包括首次护理记录、病程护理记录、手术前后护理记录和出院记录。一级护理的病重者至少2d 记录 1 次，病情稳定者3～4 d 记录 1 次，慢性病患者 1 周记录 1 次；二、三级护理的病人每周记录 1 次。病情变化时随时记录，病情加重时按危重病人护理记录书写。

表40 - 4　一般病人护理记录

姓名：王娜　　科室：　皮肤科　　床号：18　　　　　　　　住院号：775828

日期	时间	内容（观察要点、护理措施及效果）	签名
2015. 8. 18	8：50	T37.2℃　P84 次/min　R20 次/min　Bp156/86 mmHg　诉右侧头面部阵发性疼痛，给予芬必得 0.3 g 口服；皮疹处给予0.08% 庆大霉素生理盐水持续性冷敷，指导患者冷敷方法	李丹
8. 20	9：50	昨夜患者睡眠差，今晨进食少，右眼部有少许新出现的水疱，疼痛明显，给予阿昔洛韦眼药水滴双眼，嘱患者安心治疗，进易消化、高蛋白饮食	张晶
8. 22	10：30	右眼睑水肿明显消退，未出现新的皮疹，疼痛减轻	李丹
8. 25	9：50	右眼睑水肿基本消退，水疱已结痂，疼痛明显减轻	张晶
8. 29	14：50	皮疹干燥，痂皮部分脱落，但仍诉疼痛，给予 He - Ne 激光局部照射	李丹
9. 4	18：40	皮疹痊愈，疼痛消失，明日出院，向病人做出院指导（饮食、休息、用药）	李丹

（2）危重病人护理记录（表40 - 5）：危重病人护理记录指护士根据医嘱和病情对危重病人住院期间护理过程的客观记录。危重病人护理记录常用于病情危重或大手术后需要严密观察病情、及时实施治疗及护理措施者。危重病人护理记录应当根据相应专科的护理特点书写。危重抢救病人每班记录，病情有变化时随时记录。

表 40 - 5　危重病人记录

姓名：李刚　　　　科室：内科　　　　病室：3　　床号：7　　　　　　　　住院号：123456

日期	时间	体温℃	脉搏次/分	呼吸次/分	血压mmHg	入量 mL	出量mL	病情、护理措施及效果	签名
2015.2.10	15：00	36	120	24	75/52	禁食右旋糖酐 500	呕吐800	今日午餐吃煎带鱼 1 块后感到上腹部不适，于 15：00 突然呕吐	
								鲜血 800 mL，急诊入院，拟诊食	
								管静脉曲张破裂出血。病人面色	
								苍白，四肢厥冷，立即置三腔管	
								胃囊充气 180 mL，胃腔管内吸出	
								液呈鲜红色	李平
	16：00		120	24	75/50	鲜血 400	呕吐 100		李平
	17：00		100	22	80/54		尿 150		李平
	18：00		98	22	86/58				李平
日班小结						入量 900（输液 500，输血 400）	出量：1050	经抗休克、止血治疗后，血压稍上升，患者焦虑、恐惧，经解释	
								情绪稳定请严密观察生命体征	李平
	19：00		96	22	90/60	10% GS500			
						垂体后叶素 50U		垂体后叶素静滴在进行中	刘红
	20：00		90	20	105/75				刘红
	21：00	37	90	24	112/80	5% GS 500	尿 350	输血毕，无反应，继续补液	刘红

（四）病室护理交班报告（表40-6）

表40-6 病室报告

病区 内科 日期 2015年2月10日

床号 姓名 诊断	日班	中班	夜班
	总数40 入院1 转出1 出院1 转入0 死亡0 手术0 分娩0 病危1	总数40 入院0 转出0 出院0 转入0 死亡0 手术1 分娩0 病危1	总数40 入院0 转出0 出院0 转入0 死亡0 手术0 分娩0 病危1
2床 李芳芳 冠心病 9床 白莹 腹痛待查 10床 李娜 急性前壁心肌 梗死 "新" 6床 张明明 急性白血病 "※"	于10 am 出院		
	于11 am 转外科		
	于9 am急诊入院，由平车推入，T37℃ P98次/min R24次/min BP100/70 mmHg。主诉：胸闷、胸痛2小时。急诊心电图急性前壁心肌梗死。给予：一级护理，流质饮食，5%葡萄糖500 mL加丹参16 mL静脉点滴，哌替啶50 mg im st，氧气吸入，心电监护。输液于4 pm结束，患者胸闷、胸痛减轻，精神较紧张，已作解释。明晨空腹抽血	8pm：T37.2 P92 R20 BP 110/70 mmHg。患者主诉：胸闷、胸痛稍减轻，因对病室环境不习惯，难以入睡。 10 pm医嘱：地西泮5mg po st，明晨空腹抽血已告知病人	6am：T37.5 P88 R18 BP110mmHg。病人主诉：仍有胸闷、胸痛，能间断入睡。空腹血已抽
	4 pm：T38 ℃ P96次/min R22次/min BP120/80 mmHg。病人自感心悸、头晕、头痛。今日继续化疗，三尖杉、阿糖胞苷静脉滴注，总补液量2 000 mL，尚余800 mL，现感恶心，呕吐一次，量不多，饮食欠佳。请注意观察化疗反应、体温及出血倾向	10pm：T38.5 P100 R24 病人神清，面色苍白，发热持续不退。输液于9 pm结束。目前未见出血倾向，未再呕吐。患者病情危重，精神差。请继续观察病情变化	6 am：T37.5 P88 R20 病人主诉头晕，夜间能间断入睡。晨间护理已做，见牙龈出血。患者精神萎靡

病室护理交班报告是值班护士重要的工作记录，也是向接班护士进行书面交班的报

告，以便接班者能够全面了解本病区病人的情况，工作重点、注意事项等，使护理工作能准确无误地连续进行。

1. 交班内容

要求在左栏内写明床号、姓名、诊断。用红笔标记"新"、"转入"、"手术"、"分娩"和"※"，分别表示新入院病人、转入病人、手术后病人、分娩后病人和危重病人。

每个病人的第一行用来记录体温、脉搏、呼吸、血压及测量时间。再根据不同病人有侧重地书写具体内容：

（1）出院、转出、死亡病人。出院病人说明出院时间，转出病人注明转往何院、何科，死亡病人注明抢救过程及死亡时间。

（2）新入院或转入的病人。报告入院或转入的原因、方式、时间，入院时病情、既往史、过敏史、存在的护理问题和主要治疗护理措施及效果、病人的心理状态等。

（3）危重病人。报告病人的主诉、生命体征、神志、病情变化、抢救措施及效果和注意事项等。例如：

①大出血病人应报告出血部位、量、性质、时间、生命体征、意识、止血措施和效果、输血输液情况等。

②休克病人应报告生命体征、意识、尿量、皮肤末梢循环、抗休克药的使用和注意事项、血压维持情况等。

③急腹症病人应报告疼痛部位、性质、腹部体征、大便和排气情况、肠鸣音变化及全身情况等。

（4）手术病人。当日手术病人需报告麻醉方式、手术名称及过程、回病房时间；全身麻醉病人清醒时间；回病房后血压、伤口、引流、排尿及镇痛药使用情况等。

（5）次日准备手术、检查和待行特殊治疗的病人。应报告需注意事项、术前用药和准备情况等。

（6）产科当日分娩病人。报告产式、胎次、产程、分娩时间、会阴切口及出血情况。

（7）老年、小儿和生活不能自理的病人。应报告生活护理情况，如口腔护理、压疮护理及饮食情况等。还应报告上述病人的心理状态和需要接班者重点观察项目及完成的事项。应根据不同的病人有所侧重地书写具体内容。夜间记录应注明病人睡眠情况。

2. 书写顺序

（1）用蓝钢笔填写眉栏各项病室、日期、时间、病人总数、出院、转出、死亡、入院、转入、手术、分娩、病危、病重、外出、特护及一级护理人数等。

（2）根据下列顺序按床号先后书写报告。先写离开病室的病人（出院、转出、死亡），再写进入病室的病人（入院、转入），最后写本班重点病人（手术、分娩、危重、病情有变化、有特殊检查或有需要下一班完成的事项）。

3. 书写要求

（1）应在巡视病区、了解病情、全面掌握情况的基础上书写。交班报告填写时间应在各班下班之前完成。

（2）叙述应简明扼要，重点突出，准确真实，使用医学术语。

（3）白班用蓝钢笔，夜班用红钢笔书写，字迹工整，不得涂改。

（4）填全眉栏各项及签全名。

（五）护理病历

在临床应用护理程序过程中，有关病人的健康资料、护理诊断、护理措施以及护理措施实施后的效果评价记录等，均应有书面记录，这些记录构成护理病历。完整的护理病历反映了护士运用护理程序为病人解决健康问题、实施整体护理的全过程，体现出临床护理的质量和水平，也为总结护理经验，充实教学内容，进行护理研究提供重要资料。书写一份完整的护理病历是护士应掌握的一项基本技能。

护理病历的格式和内容是根据护理程序的需要设计的，各医院护理病历的设计不尽相同，一般包括入院护理评估表、住院护理评估表、护理诊断/问题项目表、护理计划单、病程记录单、出院指导和健康教育等。

1. 病人入院护理评估表

对于对新入院病人进行初步的护理评估，并通过评估找出病人的健康问题，确立护理诊断。目前，国内常用的入院评估表格有两种：一种根据 Mariory Gordon 的功能性健康形态设计的评估表，其内容包括五部分：①一般资料，如姓名、入院原因、婚育史和家族史等。②生活状况及自理程度，如饮食形态、睡眠/休息形态、排泄形态、健康感知/健康管理形态、活动/运动形态。③心理社会方面，如自我感知/自我概念形态、角色/关系形态、应对/应激耐受形态、价值/信念形态。④体格检查，如生命体征、身高、体重、神经、呼吸、循环、消化、性生殖系统以及皮肤黏膜等。⑤特殊检查及实验报告。另一种是以人的需求为理论框架设计的评估表，填写方法为选项打"√"。

2. 住院病人护理评估表

为及时、全面地掌握病人病情的动态变化，护士应对其分管的病人视病情对病人进行护理评估，以确定其住院期间存在或潜在的健康问题，评估内容可根据病种、病情不同而有所不同。填写方法为有问题填代号，如病人咳嗽填"D"，无问题填"－"号。评估时间视病情轻重每班、每天或每3~5d评估一次。

3. 护理诊断/问题项目单

护理诊断/问题项目单用于对病人评估后，将确定的护理诊断/问题按优先、主次顺序列于表上，便于对病人的健康问题一目了然，及时提出护理措施。病人出现的新问题应及时记入。

1）护理计划单

护理计划单是在对病人的入院评估基础上，进行计划过程使用的表格，是针对护理诊断（护理问题）制定的具体护理措施，是护理人员对病人实施护理的具体方案。内容包括病人的护理级别、饮食护理、卧位、病情观察、基础护理、出入量记录等。为了节约时间，护理人员以"标准护理计划"的形式将每种疾病的护理诊断及相应的护理措施、预期目标等预先编制，护士可参照它为自己负责的每一个病人实施护理。使用标准护理计划最大的优点是可减少常规护理措施的书写，使护士有更多时间和精力用于对病人的直接护理，但也可因护士照搬而取代个体化护理计划，因此，使用时一定要根据病人需要恰当选择并进行必要的补充。

2）护理病程录

以健康问题为导向的记录方法是目前所倡导的护理记录，即为护理诊断/问题联系，表现出解决问题的程序，即病人何时出现了什么问题、采取了哪些措施、得到的结果如何，亦即 PIO 记录法，可每日记录，也可根据需要记录。P 的陈述应尽可能采用 NANDA 的标准护理诊断名称，并写明相关因素。I 应写与 P 相应的已实施的护理措施，而非护理计划中全部护理措施。O 是实施护理措施后的结果。

（六）健康教育计划和出院指导

健康教育计划和出院指导分别用于病人住院期间和出院前的卫生宣教，以达到健康教育的连续性、完整性，增强病人自护能力，提高生活质量。

1. 健康教育计划

其内容可涉及与恢复和促进病人健康有关的各方面的知识与技能。主要包括：①疾病的诱发因素、发生与发展过程。②可采取的治疗护理方案。③有关检查的目的及注意事项。④饮食与活动的注意事项。⑤疾病的预防及康复措施。

2. 出院指导

其内容为对病人出院后活动、饮食、服药、伤口、随访等方面进行指导。教育和指导的方式可采用讲解、示范、模拟、提供书面或视听材料等。

使用时护士可就病人的文化程度、理解能力直接让病人自己阅读领会，就问题解答或给病人边读、边讲、边示范，直至病人掌握。并应就病人的不同疾病阶段进行不同程度的指导。

第二部分

临床常用基础护理技术评分标准

1. 备用床质量评分标准

姓名：　　　　　　　　　　　　　　　　　　　　成绩：

流程	要　　求	标准分	扣分
操作准备（12分）	护士：衣帽整齐，仪表端庄，洗手，戴口罩	2	
	用物：床刷、床刷套（微湿）、床褥、大单、被套、棉胎、枕套、枕芯按使用顺序置于治疗车上	10	
评估（4分）	环境：是否开窗通风，病室内无其他病人进餐或进行无菌性治疗	2	
	床头装置是否完好；病床是否完好，符合安全要求	2	
操作要点（76分）	推车至病房床尾	2	
	移开床头桌（距床20 cm），移床旁椅至床尾（距床15~45 cm）	2	
	翻床垫，与床头对齐（扫床垫），铺棉褥	8	
	将大单置床褥上，正面向上，中线对齐床中线	8	
	分别展开，按照先铺床头、后铺床尾，再铺中间的顺序	8	
	床角铺成45°，拉紧边缘。同法铺对侧	4	
	将被面正面向内平铺于床上，开口向床尾	8	
	棉胎平铺于被套上，上缘与被套封口边对齐	6	
	棉胎与被套上层一并从床头卷至床尾，自开口处翻转至床头	8	
	拉平各层，系带，拉平盖被，被头距床头15 cm	4	
	齐床垫折成被筒，被尾向内折叠与床尾平齐	6	
	套好的被套被头实、无虚边、无皱折，被头与床头距离准确，两侧及尾部齐床垫	2	
	在床尾或护理车上将枕套套于枕芯上，四角充实，平整，系带，放于床头，开口背对病室门	6	
	桌椅归还原处，整理好用物	2	

流程	要　　求	标准分	扣分
注意事项（4分）	病员进餐或做治疗时暂停铺床	1	
	操作中应用节力的原理。铺床前应将用物备齐，按使用顺序放置。铺床时，身体应靠近床边，上身保持直立，两腿前后分开稍屈膝，有助于扩大支持面，增加身体稳定性，既省力，又能适应不同方向操作；同时手和臂的动作要协调，尽量用连续动作，避免过多的抬起、放下、停止等动作，以节省体力消耗，缩短铺床时间	3	
评价（4分）	精神饱满、衣帽整洁、仪表大方、动作优美	1	
	手法正确，动作轻稳，操作熟练，符合节力原则	1	
	床铺平紧整齐，各层床单中线对齐，四角方正、美观	1	
	完成时间不超过7分钟（不包括准备时间）	1	

2. 轮椅运送病人法质量评分标准

姓名：　　　　　　　　　　　　　　　　　　成绩：

流程		要　求	标准分	扣分
操作准备（10分）		护士：仪表端庄，服装整洁，洗手，戴口罩	2	
		用物：轮椅、拖鞋，按季节备外衣，需要时备毛毯、别针	4	
		环境：安静、整洁、安全	4	
评估（14分）		核对病人姓名、床号、床头卡或腕带	2	
		评估病人的病情、体重、躯体活动能力	4	
		评估病人意识状态、心理反应、理解及合作程度	4	
		评估轮椅性能是否完好，地面是否干燥、平坦	4	
操作要点（68分）	上轮椅	按需将用物携至病人床旁，再次核对病人姓名、床号、床头卡或腕带	2	
		使椅背与床尾平齐	2	
		将脚踏板翻起	2	
		拉起车闸以固定车轮，如无车闸，护士应站在轮椅后面固定轮椅，防止前倾	2	
		将毛毯单层平铺于轮椅上，使毛毯上端高出病人颈部15 cm	6	
		扶病人上轮椅，病人坐稳后，翻下脚踏板，嘱病人把脚踏在脚踏板上	6	
		将毛毯围于病人颈部，并做成翻领和袖筒，用别针固定	6	
		再围好病人的上身、双下肢和两脚	6	
		将病床铺成暂空床	4	
		推轮椅时，嘱病人手扶轮椅扶手，尽量靠后坐。嘱病人身体勿向前倾或自行下车；下坡时要减慢速度并注意观察病情	4	
	下轮椅	将轮椅推至床旁，固定好轮椅	4	
		翻起踏脚板，扶病人下轮椅	4	
		协助病人取舒适卧位，盖好盖被	4	
		整理床单位，归还轮椅，必要时做记录	4	
		洗手，记录	2	

流程	要 求	标准分	扣分
注意事项 （4分）	使用前应仔细检查轮椅的性能，病人上、下轮椅时固定好车闸	2	
	运送过程中注意环境状况，速度适宜	2	
评价（4分）	病人无不适感，安全、舒适	1	
	认真查对无差错	1	
	操作动作轻稳、准确、规范、熟练	1	
	正确处理使用后的用物	1	
	亲切、自然、有效，注重健康教育	1	

3. 无菌技术六项基本操作评分标准

无菌持物镊的使用

姓名：   成绩：

项目	要　　求	标准分	扣分
操作准备 （10分）	护士：衣帽整洁、仪表端庄，修剪指甲，取下手表，洗手、戴口罩	5	
	用物准备：无菌持物钳或持物镊；无菌镊罐；记录纸、笔	5	
评估 （9分）	各用物灭菌合格且在有效期内	3	
	环境：环境宽敞、清洁明亮；定期消毒，符合要求	3	
	操作台：清洁、干燥、平坦，物品摆放布局合理	3	
操作要点 （74分）	检查无菌持物钳包有无破损、潮湿	4	
	消毒指示胶带是否变色，是否在有效期内	4	
	将无菌持物钳包置于治疗台面上	4	
	打开无菌钳包，取出镊子罐	4	
	注明开启日期和时间	4	
	将无菌镊罐盖打开	5	
	手持无菌持物镊上1/3	5	
	闭合镊端，将镊移至容器中央	5	
	垂直取出，不可触及容器口边缘	6	
	关闭容器盖	5	
	保持镊端向下	5	
	在腰部以上、肩部以下即视线范围内活动	5	
	不可倒转向上	5	
	用后闭合镊端	4	
	打开容器盖，快速垂直放入容器	3	
	松开轴节，关闭容器盖	3	

项目	要　　求	标准分	扣分
注意事项 （7分）	严格执行无菌技术操作原则	1	
	无菌持物镊不能夹取污染、未灭菌的物品，不能夹取油纱条	1	
	取放无菌持物钳时，不可触及容器口缘及液面以上容器内面，以免污染。手指不可触摸浸泡部位	1	
	使用时保持尖端向下，不可倒转向上，以免消毒液倒流污染尖端	1	
	如取远处无菌物品时，无菌持物钳（镊）应连同容器移至无菌物品旁使用	1	
	干式持物钳使用时间1~4 h，超过4 h则有污染，最佳使用时间为1~4 h	1	
	每个容器只能放置一把无菌持物镊	1	
评价 （3分）	无菌观念强，无菌区无污染	1	
	操作轻柔、熟练、准确	1	
	掌握相关理论知识	1	

无菌容器的使用

姓名：　　　　　　　　　　　　　　　　　　　　　　　　　　成绩：

流程		要　求	标准分	扣分
操作准备 （12分）		护士：衣帽整洁、仪表端庄，修剪指甲，取下手表，洗手，戴口罩	4	
		用物准备：无菌器械盒、无菌罐、储槽等	4	
		环境：环境宽敞、清洁明亮	4	
评估 （12分）		各用物灭菌合格且在有效期内	4	
		环境定期消毒，符合要求	2	
		操作台：清洁、干燥、平坦，物品摆放布局合理	4	
操作要点 （70分）	检查	检查无菌容器的名称、灭菌日期	6	
	开盖	取物时，打开容器盖，内面向上置于稳妥处或拿在手中	6	
		打开容器应避免手臂跨越容器上方，防止污染盖的内面	6	
		拿盖时手不可触及盖的边缘及内面	8	
	取物	用无菌持物钳从无菌容器内夹取无菌物品	8	
		无菌持物钳及无菌物品不可触及容器的内壁和边缘	6	
	关盖	取物后立即将盖盖严（盖盖由后向前，开盖由远端向近端）	8	
		避免容器内无菌物品在空气中暴露过久	6	
		无菌容器打开后，记录开启日期、时间	6	
	注意事项	严格执行无菌技术操作原则	4	
		手持无菌容器时，应托住容器底部	4	
		手指不可触及无菌容器的盖的内面及边缘	4	
		无菌容器应定期消毒灭菌	4	
		打开后的无菌容器有效使用时间为 24 h	4	
评价 （6分）		无菌观念强，无菌区无污染	2	
		操作轻柔、熟练、准确	2	
		掌握相关理论知识	2	

无菌包的使用技术

姓名：　　　　　　　　　　　　　　　　　　　　成绩：

流程		要　　求	标准分	扣分
操作准备 （8分）		护士：衣帽整洁、仪表端庄，修剪指甲，取下手表，洗手，戴口罩	2	
		用物准备：无菌包、无菌持物镊及容器、治疗盘、记录纸、笔	4	
		环境：环境宽敞、清洁明亮；定期消毒，符合要求	2	
评估 （8分）		各用物灭菌合格且在有效期内	4	
		操作台：清洁、干燥、平坦，物品摆放布局合理	4	
操作要点 （66分）	检查	检查无菌包的名称、灭菌日期	6	
		灭菌指示胶带是否变色	6	
		检查有无潮湿或破损	6	
	放置	解开系带：将无菌包平放在干燥、清洁、平坦的操作台上，解开系带	6	
	取部分物品	开包：将系带卷放于包布下，按原折叠顺序逐层打开无菌包	6	
		取物：用无菌持物钳夹取所需物品，放在准备好的无菌区内	8	
		包扎：按原折痕包盖，系带横向扎好，并注明开包日期和时间	10	
	取全部物品	开包：将系带卷放妥当，将包托在手上，系带夹于指缝，另一手打开包布其余三角，并将四角抓住	6	
		放物：稳妥将包内物品放在无菌区内，投放物品时，手托包布使无菌面朝向无菌区域	6	
		将包布折叠放妥	6	
注意事项 （12分）		严格执行无菌技术操作原则	2	
		手臂不可跨越无菌区	2	
		打开无菌包时手指不可触及包布的内面，只能接触包布四角的外面（适用小包，一次性取出）	2	
		包内物品未用完，应按原折痕包好（适用大、中包，在操作台上打开），系带横向扎好，注明开包时间和日期	2	
		打开后的无菌包有效使用时间为24 h	2	
		包内物品受潮或超过有效期，则需重新灭菌	2	
评价 （6分）		无菌观念强，无菌区无污染	2	
		操作轻柔、熟练、准确	2	
		掌握相关理论知识	2	

戴脱无菌手套

姓名：　　　　　　　　　　　　　　　　　　　　　成绩：

流程		要　求	标准分	扣分
操作准备 （10分）		护士：衣帽整洁、仪表端庄，修剪指甲，取下手表，洗手，戴口罩	2	
		用物准备：选择尺码合适的一次性无菌手套	4	
		环境：环境宽敞、清洁明亮；定期消毒，符合要求	4	
评估 （8分）		各用物灭菌合格且在有效期内，检查并核对无菌手套外包装的号码及灭菌日期，有无破损及潮湿	4	
		用物齐全，物品摆放合理	4	
操作要点 （66分）	检查准备	将手套袋平放在清洁、干燥的桌面上打开	6	
		如需涂滑石粉时，取出滑石粉，涂擦双手，双手应低于操作台	8	
	取戴手套	两手同时掀开手套袋开口处，分别捏住两只手套的反折处，取出手套	8	
		将两手套五指对准，先戴一只手，在以戴好手套的手指插入另一只手套的反折面内，同法戴好	10	
		戴手套时，防止手套外面触及任何非无菌物品	6	
	调整	双手对合交叉调整手套位置，将手套的翻边扣套在工作服衣袖外面	6	
	冲洗	如操作需要时，可用生理盐水冲掉手套上的无菌滑石粉	4	
	脱手套	一手捏住另一手套腕部外面，翻转脱下	6	
		再将脱下的手套插入另一手套内，将其翻转脱下	6	
		如手套上有血迹或污染严重应先用清水冲洗，注意勿使手套的外面接触皮肤	6	
		将用过的手套放入医用垃圾袋内按医疗废物处理，弃置手套后清洁双手	6	
注意事项 （10分）		严格执行无菌技术操作原则	2	
		注意修剪指甲、选择合适的手套号码	2	
		戴手套后双手应始终保持在腰部或操作台面以上肩部以下视线范围的水平。疑有污染和破洞应立即更换	2	
		脱手套时应反转脱下，不可强拉	2	
		戴手套的手不能触及手套的内面，没有戴手套的手不可触及手套的外面	2	
评价 （6分）		严格遵守无菌技术操作原则	2	
		操作轻柔、熟练、准确	2	
		掌握相关理论知识	2	

无菌技术六项操作评分标准（铺无菌盘）

姓名：   成绩：

流程		要　　　求	标准分	扣分
操作准备 （10分）		1. 护士：衣帽整洁、仪表端庄，修剪指甲，取下手表，洗手，戴口罩	4	
		2. 用物准备：治疗盘、无菌治疗巾包、无菌持物钳及容器、记录纸、笔	6	
评估 （12分）		1. 各用物灭菌合格且在有效期内	4	
		2. 环境：环境宽敞、清洁明亮；定期消毒，符合要求	4	
		3. 用物齐全，物品摆放合理	4	
操作要点 （56分）	检查	1. 检查无菌包的名称、灭菌日期	6	
		2. 灭菌指示胶带是否变色	6	
		3. 检查有无潮湿或破损	6	
	开包	打开无菌包，检查指示卡是否变色，用无菌钳取一块治疗巾放在治疗盘内	10	
	铺盘	1. 铺巾：双手捏住无菌巾外面两角，轻轻抖开，双折铺于治疗盘上，将上层呈扇形三折于盘的对侧，边缘向外	10	
		2. 放入无菌物品	8	
		3. 覆盖：拉开扇形折叠层遮盖于物品上，将开口处向上折两次，两侧边缘向下折一次，露出治疗盘边缘	10	
操作后（8分）		记录铺盘日期和时间，处理用物	8	
注意事项 （8分）		1. 严格执行无菌技术操作原则	2	
		2. 铺无菌盘区域需清洁干燥，无菌巾避免潮湿污染	2	
		3. 不可跨越无菌区	2	
		4. 铺好的无菌盘有效期为4 h	2	
评价 （6分）		1. 无菌观念强	2	
		2. 操作轻柔、熟练、准确	2	
		3. 掌握相关理论知识	2	

取用无菌溶液

姓名：　　　　　　　　　　　　　　　　　　　　成绩：

流程		要　　求	标准分	扣分
操作准备 （8分）		护士：衣帽整洁、仪表端庄，修剪指甲，取下手表，洗手，戴口罩	2	
		用物准备：治疗盘、无菌溶液、无菌持物钳及容器、消毒液、棉签、弯盘、启瓶器、清洁纱布、记录纸、笔	4	
		环境：环境宽敞、清洁明亮；定期消毒，符合要求	2	
评估 （8分）		各用物灭菌合格且均在有效期内	4	
		用物齐全，物品摆放合理	4	
操作要点 （68分）	清洁	取盛有无菌溶液的密封瓶，擦净瓶外灰尘	4	
	查对 检查	认真检查并核对瓶签上的药名、剂量、浓度和有效期	2	
		检查瓶盖有无松动，瓶身有无裂缝	2	
		检查溶液有无沉淀、混浊或变色	4	
	消毒开 瓶塞	用启瓶器打开瓶盖	4	
		用碘附消毒瓶塞及瓶颈	6	
		再用另一碘附棉签消毒左手拇指和食指	6	
		用左手拇指和食指将瓶塞边缘向上翻起	6	
		消毒过的左手拇指和食指捏着瓶塞边缘，将瓶塞拉出	6	
		手不可触及瓶口及瓶塞内面，防止瓶塞被污染	4	
	倒溶液	另一手拿溶液瓶，瓶签朝向手心	4	
		倒出少量溶液旋转冲洗瓶口	4	
		再由原处倒出溶液至无菌容器内	4	
		倒溶液时，勿使瓶口接触容器口周围	4	
		倒毕塞紧瓶塞，消毒瓶塞边缘后盖好	4	
		在瓶签上注明开瓶日期、时间，放回原处	4	
注意事项 （10分）		严格执行无菌技术操作原则	2	
		不可将无菌物品或非无菌物品伸入无菌溶液瓶内蘸取溶液	2	
		倾倒溶液时不可直接接触无菌溶液瓶口跨越无菌区	2	
		已倒出的溶液不可再倒回瓶内	2	
		已打开的溶液有效使用时间是 24 h		
评价 （6分）		无菌观念强，无菌区无污染	2	
		操作轻柔、熟练、准确	2	
		掌握相关理论知识	2	

4. 穿脱隔离衣质量评分标准

姓名：   成绩：

项目		要　　求	标准分	扣分
操作准备 （12分）		护士：衣帽整洁、仪表端庄，戴口罩，取下手表，洗手，卷袖过肘	4	
		物品：治疗盘内盛：已消毒的手刷、10%皂液、清洁干燥的小毛巾、避污纸；盛放用过的刷子、小毛巾、避污纸的容器各一（无洗手池设备时，另备消毒液和清水各一盆）；隔离衣一件	6	
		环境：环境宽敞、清洁明亮，符合要求	2	
评估（6分）		评估病人病情、隔离种类及环境，明确清洁区、污染区	6	
操作要点 （70分）	穿隔离衣	取衣，穿衣袖　衣领两端折好对齐，持衣领方法正确，工作服未被污染，手未被污染	6	
		系领扣（带）　系衣领时衣袖不可污染口罩、帽、脸	4	
		扣袖口　先扣一侧，同法另一侧，要求整齐，后襟对齐	4	
		扎好腰带　背面腰带以下要对齐，不污染清洁面，向一侧折叠、用手按住，腰带在前面打活结，折叠处不松散	8	
	脱隔离衣	解开活结	6	
		解袖扣，塞衣袖　衣袖要塞好，袖口边缘不污染手臂	8	
		消毒双手　刷洗方法、顺序、时间符合要求，刷洗时隔离衣勿触及水池或面盆，刷后用清水洗净并擦干	10	
		解领扣	6	
		拉下衣袖　不可污染手，手要在袖内拉下衣袖	6	
		退出双手臂	6	
		对齐衣边，挂于架上　对齐肩缘、衣领及两侧衣边，按规定挂衣（如挂在半污染区，则清洁面朝外；如挂在污染区，则污染面朝外）	6	
注意事项 （6分）		隔离衣应长短、大小合适，必须完全遮盖住工作服	2	
		流水洗手时腕部要低于肘部，使污水从前臂流向指尖，勿使水流入衣袖内	2	
		穿隔离衣后，只限在规定区域内进行活动	2	
评价 （6分）		操作中严格执行隔离消毒原则	2	
		隔离衣穿、脱方法正确、无污染	2	
		手的消毒、刷洗方法正确	2	

5. 帮助病人翻身侧卧法评分标准

姓名：　　　　　　　　　　　　　　　　　　　　　　　成绩：

流程	要　　　求	标准分	扣分
操作准备 （6分）	护士：衣帽整齐，洗手，佩戴胸卡	2	
	用物：根据病情备用物，如垫枕、气圈等	2	
	环境准备：酌情关闭门窗，室温适宜，光线充足	2	
评估病人 （10分）	核对病人姓名、床号、床头卡或腕带，向病人解释操作目的和方法，取得病人的配合	4	
	评估病人病情、意识状态、体重	2	
	评估病人肢体活动能力，有无约束及配合能力 有无伤口，各种引流管，骨折和牵引情况	4	
操作要点 （76分）	备齐用物，携至病人床边，再次核对病人姓名、床号	2	
	根据病情需要协助病人取舒适体位	4	
	固定床脚刹车，妥善处理各种管路	6	
	以躯干为轴向患侧或健侧转向	4	
	病人取仰卧位，两手放于胸腹部，双腿屈膝	4	
	护士站在患侧，将病人移向床缘	8	
	一人操作时，双手扶病人肩、膝，将病人移向健侧	10	
	二人操作时，俩人站在床的同一侧分别抬起病人移近操作者，然后扶托病人肩、背、腰、膝部位，移向对侧	10	
	协助病人使之处于舒适体位，根据病人病情摆放垫枕，查看皮肤情况	4	
	整理床单元，整理用物，洗手，记录，特殊情况进行交接班	4	
	告知病人注意事项，加强安全防范	6	
	指导病人自行摆放体位；病人双手交叉握住，肢体活动障碍者，由健侧上肢带动患侧上肢伸直，健侧腿伸到患侧腿膝关节下方	6	
	注意病人安全，合理使用床挡	4	
注意事项 （6分）	保证病人的各种管道通畅，避免拖、拉，保护局部皮肤，术后检查病人伤口敷料，防止脱落；保持各种骨科牵引及石膏固定功能位；颅脑手术病人头部只能卧于健侧或平卧	2	
	操作过程中密切观察病情变化及皮肤情况，有异常及时通知医生并处理	2	
	病人进餐或治疗时暂停操作	2	
评价 （2分）	操作中动作敏捷、省力，手法正确，病人安全舒适，局部皮肤无擦伤，无其他并发症，护患沟通有效，掌握相关理论知识	2	

6. 帮助病人移向床头法质量评分标准

姓名：　　　　　　　　　　　　　　　　　　　成绩：

流程	要　　　求	标准分	扣分
操作准备 （10分）	护士：衣帽整齐，洗手	4	
	用物：根据病情备用物	4	
	环境准备：酌情关闭门窗，室温适宜、光线充足	2	
评估 （10分）	核对病人姓名、床号、床头卡或腕带	2	
	向病人解释操作目的和方法，取得病人的配合	4	
	评估病人肢体活动能力，有无约束及配合能力	2	
	评估有无伤口，各种引流管，骨折和牵引情况	2	
操作要点 （74分）	备齐用物，携至病人床边，再次核对病人姓名、床号、床头卡或腕带	6	
	固定床脚刹车	6	
	视病情放平床头，将枕头立于床头；一人操作时，嘱病人双手抓住床头栏杆，双脚蹬床面，护士在病人臀部提供助力，使病人上移至床头	10	
	两人操作时，分别在病床两侧交叉站立，托住病人的颈、肩、臀部或腰部，同时用力，协调地将病人移向床头	10	
	放回枕头	8	
	协助病人使之处于舒适体位，根据病人病情摆放垫枕，查看皮肤情况	10	
	整理床单元，整理用物，洗手，记录，特殊情况进行交接班	4	
	向病人告知注意事项，加强安全防范	8	
	指导病人自行摆放体位；病人双手交叉握住，肢体活动障碍者，由健侧上肢带动患侧上肢伸直，健侧腿伸到患侧腿膝关节下方	8	
	注意病人安全，合理使用床挡，保证病人的各种管道通畅，避免拖、拉，保护局部皮肤	4	
注意事项 （4分）	术后病人检查伤口敷料，防止脱落；保持各种骨科牵引及石膏固定功能位；颅脑手术病人头部只能卧于健侧或平卧	2	
	操作过程中密切观察病情变化及皮肤情况，有异常及时通知医生并处理	2	
评价 （2分）	操作中动作敏捷、省力，手法正确，病人安全舒适，局部皮肤无擦伤，无其他并发症，护患沟通有效，掌握相关理论知识	2	

7. 生命体征测量技术评分标准

血压

姓名：   成绩：

流程	要　　　　求	标准分	扣分
操作准备 （6分）	护士：衣、帽、口罩、鞋要整洁	2	
	用物准备：血压计、听诊器、记录本、笔	2	
	环境：室温适宜、光线充足	2	
评估（4分）	核对病人姓名、床号，解释操作目的，态度和蔼，语言文明，询问有无影响因素	2	
	评估病人意识情况、肢体情况	2	
操作要点 （76分）	备齐用物，携至床旁。再次核对病人姓名、床号	4	
	检查血压计性能，有无漏气	2	
	协助病人取坐位或仰卧位	4	
	保持血压计汞柱位于0点，手臂位置（肱动脉）与心脏处于同一水平（坐位时平第4肋，卧位时平腋中线）	6	
	驱尽袖带内的空气，袖口不可太紧，将其平整缠于上臂中部，松紧适宜，以伸入一指为宜。袖带下缘距肘窝距离为2～3 cm，听诊器胸件置于肱动脉搏动处，放之前应先触及肱动脉搏动，胸件不可塞在袖带下	10	
	向袖带内充气，至肱动脉搏动音消失在升高20～30毫米汞柱，放气时速度以每秒下降4毫米汞柱为宜	8	
	听到第一次搏动音，汞柱所指刻度为收缩压	8	
	继续放气到搏动音突然变弱或消失，汞柱所指刻度为舒张压	8	
	测量完毕，排尽袖带内的空气	4	
	将血压计盒右倾45°，使水银回流入槽内，关闭水银槽开关	6	
	将测得结果以分数式记录：收缩压/舒张压	4	
	告知病人测量血压的注意事项	6	
	根据病人时间情况指导病人或家属学会正确测量血压的方法	6	
注意事项 （8分）	测量者保持视线与血压计刻度平行	2	
	对连续观察血压的病人，做到"四定"	2	
	测量前需检测血压计	2	
	发现血压听不清或异常时，应重测	2	
评价 （6分）	测量值准确，方法准确	2	
	护患沟通有效，配合良好，有爱伤观念	2	
	掌握相关理论知识	2	

体温

姓名： 　　　　　　　　　　　　　　　　　　　　　　　成绩：

流程	要 求	标准分	扣分
操作准备 （8分）	护士：衣、帽、口罩、鞋要整洁	2	
	用物准备：体温计（消毒后置于清洁干燥、底部垫纱布的容器内）、记录本、笔、带秒针的表、消毒纱布	4	
	环境：室温适宜、光线充足	2	
评估 （6分）	核对病人姓名、床号，解释操作目的，态度和蔼、语言文明，询问有无影响因素	4	
	评估病人意识情况、认知水平及合作程度，选择适宜的测量方法	2	
操作要点 （68分）	根据病人病情、年龄等因素选择测温方法	4	
	检查体温计是否完好，将水银柱甩至35 ℃以下	6	
	备齐用物，携至床旁，再次核对病人姓名、床号	4	
	协助病人取合适体位	8	
	测腋温时，擦干腋下汗液，将体温计水银端放于病人腋窝深处并紧贴皮肤，测量5～10 min	10	
	测口温时，将水银端放于病人舌下，闭口3 min	10	
	测肛温时，在肛温计前端涂润滑计，将肛温计的水银端轻轻插入肛门3～4 cm，3 min后取出，用消毒纱布擦拭肛温计	10	
	协助病人取舒适卧位，整理床单位	8	
	洗手，记录	8	
注意事项 （10分）	婴幼儿、意识不清或不合作的病人测量体温时，护理人员应当守候在其身旁	2	
	如有影响测量体温的因素时应当推迟30 min测量	2	
	发现体温与病情不符时，应当复测体温	2	
	极度消瘦的病人不宜测腋温	2	
	如病人不慎咬破体温计，应当立即清除口腔内玻璃碎片，再口服蛋清或牛奶延缓汞的吸收	2	
评价 （8分）	测量值准确，方法准确，无意外事故发生	2	
	护患沟通有效，配合良好，有爱伤观念	2	
	掌握相关理论知识	2	

脉搏、呼吸

姓名：　　　　　　　　　　　　　　　　　　　　成绩：

流程	要　　求	标准分	扣分
操作准备 （6分）	护士：着装整洁、仪表端庄，洗手，戴口罩	2	
	用物：记录本、笔、带秒针的表	2	
	环境：室温适宜、光线充足	2	
评估 （8分）	核对病人姓名、床号或腕带	2	
	评估病人年龄、病情、意识状态、认知水平及合作程度，测量前脉搏状态（脉率、脉律强弱及动脉管壁弹性）及呼吸状况（呼吸频率、节律、深浅度、音响及呼吸困难状况）	4	
	病人有无紧张情绪、激动和运动等影响脉搏、呼吸测量的因素	2	
操作要点 （72分）	备齐用物，携至床旁，再次核对病人姓名、床号或腕带，解释告知，取得合作	6	
	协助病人取合适的体位，手臂置于床上或桌面	6	
	以食指、中指、无名指的指端按压桡动脉，以能感觉到脉搏搏动为宜	6	
	一般病人计数30 s，脉搏异常的患者测量1 min，核实后报告医生	8	
	脉搏短绌，应俩人同时分别测量，一人测心率，一人测脉率，由听心率者发出"起"与"停"口令，计数1 min，以分数式记录，记录心率/脉率/分	10	
	测脉搏后手指固定不动，观察病人胸部和腹部的起伏，计数30 s	10	
	当危重病人呼吸微弱不宜观察时，可用棉花少许置鼻孔前，观察棉花纤维吹动的次数，计数1 min	10	
	协助病人取舒适卧位，整理床单位	8	
	洗手，记录	8	
注意事项 （8分）	病人有紧张、剧烈活动、哭闹等情况，需稳定后测量	2	
	脉搏短绌时，按要求测量，勿用拇指诊脉	2	
	呼吸的速率会受意识影响，测量时勿告知病人	2	
	呼吸不规则的病人及婴儿应当测量1 min	2	
评价 （6分）	测量值准确，方法准确，无意外事故发生	2	
	护患沟通有效，配合良好，有爱伤观念	2	
	掌握相关理论知识	2	

8. 口腔护理质量评分标准

姓名：　　　　　　　　　　　　　　　　　　　　成绩：

流程	要　　求	标准分	扣分
操作准备 （12分）	护士：着装整洁、仪表端庄，洗手，戴手套	4	
	用物：治疗盘内盛换药碗，漱口溶液浸湿的棉球，弯钳与压舌板各1，纱布1块，小茶壶或杯内盛温开水，弯盘，手电筒，毛巾，石蜡油，棉签，珠黄散或冰硼散，锡类散，必要时备开口器等，根据病情或医嘱选择漱口溶液（备一次性口腔护理包）	6	
	环境：宽敞、光线充足或有足够的照明	2	
评估 （8分）	核对病人姓名、床号、床头卡或腕带	2	
	向病人解释操作目的和方法，取得病人的配合	2	
	评估病人病情、意识状态	2	
	评估病人口腔情况：口唇黏膜、牙龈、舌苔、有无假牙、异味等	2	
操作要点 （66分）	备齐用物，携至床旁，再次核对病人姓名、床号、床头卡或腕带	2	
	协助病人侧卧或头侧向右侧，颈下铺毛巾，弯盘置于口角旁，清点棉球数量	6	
	擦洗口唇、口角	4	
	左手持压舌板分开面颊部昏迷病人或牙关紧闭者用开口器打开并固定，右手持手电筒观察口腔黏膜和舌苔情况（观察顺序：唇、齿、颊、腭、舌、咽）。取下假牙	8	
	协助清醒病人漱口	6	
	嘱病人张口，用压舌板轻轻撑开一侧颊部，用弯血管钳夹持含有漱口液的棉球（遵无菌原则），依次由内向外沿牙缝纵向擦洗，嘱病人咬合上下牙齿，先擦洗左侧外面，沿牙缝纵向由上至下，由白齿擦至门牙，同法洗右侧外面	10	
	嘱病人张开上下齿擦洗左侧上下内侧（咬合面）。同法擦洗右侧上下内侧，上腭及舌面（勿触及咽部，以免引起恶心），并弧形擦洗两侧颊部黏膜，每擦洗一个部位，更换1个湿棉球。舌苔厚或口腔分泌物过多时，用压舌板包裹纱布擦净分泌物	10	
	擦洗完毕，协助漱口，必要时可用吸水管吸漱口液或用注洗器沿口角将温开水缓缓注入，嘱病人漱口，然后再由下侧口角吸出，撤去弯盘，用纱布擦净口周。清点棉球	10	
	再次观察口腔是否清洗干净，口腔黏膜如有溃疡，可用珠黄散或冰硼散、锡类散、西瓜霜等撒布溃疡处，口唇干裂可涂石蜡油，取下毛巾，整理用物，清洁消毒后备用	4	
	告知患者在操作过程中的配合事项以及正确的漱口方法，避免呛咳或者误吸	6	

续表

流程	要　　　求	标准分	扣分
注意事项 （8 分）	擦洗时动作要轻，以免损伤口腔黏膜。凝血功能差的病人应当特别注意	4	
	如有活动假牙，应先取下再进行操作	2	
	昏迷病人禁忌漱口及注洗，擦洗时棉球不宜过湿，要夹紧防止遗留在口腔。发现病人喉部痰多时，要及时吸出。操作前后清点棉球数量	2	
评价 （6 分）	操作熟练，动作轻柔、规范，符合无菌操作原则	2	
	沟通有效，护患配合良好	2	
	相关操作理论知识掌握扎实	2	

9. 床上擦浴质量评分标准

姓名：　　　　　　　　　　　　　　　　　　　　成绩：

流程	要　　　　求	标准分	扣分
操作准备 （10分）	护士：着装整洁、仪表端庄，洗手，戴口罩	2	
	用物：温开水（水温41℃～46℃）、毛巾或纱布、浴巾、水温计（按需备物）	6	
	环境：环境温度（室温24℃～26℃）	2	
评估 （12分）	核对病人姓名、床号或腕带，解释并取得合作	2	
	酌情关闭门窗，保证室内温度适宜，屏风遮挡，保护隐私	4	
	评估病人病情、活动能力及治疗情况	2	
	评估病人局部皮肤情况，如颜色、温度，有无硬结、瘀血等，有无感觉障碍及对冷热过敏等	4	
	评估病人的认知水平及合作程度	2	
操作要点 （72分）	备齐用物携至床旁，再次核对病人姓名、床号或腕带	4	
	视病情放平床头及床尾支架，松床尾盖被	4	
	将毛巾在热水中浸湿，挤干后缠绕于右手上（每个部位反复擦洗3遍）	6	
	病人取仰卧位，擦洗脸及颈部	6	
	脱上衣，浴巾铺于擦洗部位下面，擦洗上肢，洗双手，擦洗胸腹部	8	
	病人取侧卧位，背向护理员：擦洗颈、背、臀部，穿上衣	8	
	协助病人脱裤遮盖会阴部，擦洗下肢，洗脚	8	
	协助病人清洗会阴部，穿裤	4	
	撤去浴巾，整理衣裤	4	
	协助病人取舒适卧位，盖好被子	6	
	打开门窗，撤去屏风整理床单位	4	
	正确处理用物，污物放置合理 洗手、记录	4	
	告知病人保证每日摄入充足的水分	2	
	告知病人在软组织扭伤、挫伤48 h内禁用热疗	2	
	擦浴全过程时间为15～30 min，边擦边按摩，事毕以浴巾擦干，注意保暖，避免着凉	4	
	随时观察病人病情，出现异常情况立即停止擦浴，及时处理	2	
	保护伤口和管道	2	
	穿脱衣服顺序：先脱近侧，后脱对侧；肢体有疾患时，先脱健侧，后脱患侧，穿衣时则相反	4	
评价 （6分）	操作熟练，动作轻柔、规范，无意外事故发生	2	
	沟通有效，护患配合良好	2	
	相关操作理论知识掌握扎实	2	

10. 鼻饲法质量评分标准

姓名：　　　　　　　　　　　　　　　　　　　　成绩：

流程	要　　　　求	标准分	扣分
操作准备 （12分）	护士：着装整洁、仪表端庄，洗手，戴口罩	2	
	用物：无菌用物：鼻饲包（治疗碗1个、胃管1根、镊子1把、压舌板1个、50 mL注射器一个、纱布数块）；清洁用物：治疗盘1个、鼻饲流质饮食（38 ℃～40 ℃）适量，温开水适量、弯盘1个、治疗巾或毛巾1块、别针1枚、手电筒1个、水温计1支、胶布2条、液状石蜡1瓶、棉签1包、橡皮圈或夹子1个	8	
	环境：宽敞、光线充足或有足够的照明	2	
评估 （8分）	核对医嘱，询问病人身体状况，了解病人有无既往插管史，评估病人的病情、意识状态和心理状态，解释插管目的	4	
	评估病人鼻腔情况，如是否通畅，有无肿胀、炎症、畸形、息肉等	4	
操作要点 （66分）	备齐用物，携至床旁，再次核对，病人如有活动义齿和眼镜应取下（活动义齿泡凉开水里）	4	
	协助病人取合适体位，颌下铺治疗巾，选择合适的胃管，指导病人配合	4	
	清洁病人鼻腔	2	
	检查胃管是否通畅，测量胃管长度，并做好标记	2	
	润滑胃管前端，一手持纱布托住胃管，另一手持镊子夹住胃管前端5～6 cm处，自鼻孔缓缓插至咽喉部（4～16 cm）嘱病人做吞咽动作，同时迅速将胃管插入，长度为前额发际至胸骨剑突处或由耳垂经鼻尖至胸骨剑突，成人为45～55 cm，手法正确	8	
	昏迷病人在插管前，应将头后仰，当胃管插入15 cm（会厌部）将病人头部托起，使下颌靠近胸骨柄，加大咽喉部通道弧度，使胃管前端沿咽后壁滑行至所需长度	8	
	如病人出现恶心，应暂停片刻，嘱病人做深呼吸或吞咽动作，随后迅速将胃管插入	6	
	如插入不畅应检查胃管是否盘在口中；如发现病人出现呛咳、呼吸困难、紫绀等情况，应立即拔出，休息片刻后重插	6	
	插管时密切观察病人反应	4	
	证实胃管在胃内：1. 胃管末端连接注射器抽吸胃液 2. 置听诊器于病人胃部，快速经胃管向胃内注入10 mL空气，听到气过水声 3. 将胃管末端置于水碗中，无气体逸出	6	
	证实胃管在胃内，用胶布固定在鼻翼和颊部	4	

流程	要　　求	标准分	扣分
操作要点 （66 分）	鼻饲：1. 测量鼻饲液温度，先注入少量温开水，遵医嘱灌注鼻饲液 2. 鼻饲后用温水冲洗胃管，将胃管末端抬高 3. 末端反折，纱布包好，用橡皮圈或夹子夹紧，固定于枕旁 4. 协助患者取舒适卧位，询问有无不适，擦净口唇，嘱其保持原卧位 30 ~ 60 min，以防呕吐	4	
	整理床单位 正确处理用物，洗手，记录	2	
	告知病人鼻饲可能造成的不良反应及配合方法	2	
	指导病人在恶心时可能造成的不良反应及配合方法	2	
	告知病人在带管过程中的注意事项	2	
注意事项 （10 分）	插管时动作应轻柔，避免损伤食道黏膜，严格遵守操作规程	2	
	每次鼻饲前应证实胃管在胃内且通畅，鼻饲液温度应保持在38 ℃ ~ 40 ℃	2	
	鼻饲给药时应溶解后注入，鼻饲前后用 20 mL 温水冲洗胃	2	
	长期鼻饲者应每日进行口腔护理 2 次，并定期更换胃管，普通胃管每周更换 1 次，硅胶管每月更换 1 次	2	
	长期鼻饲者应每日进行口腔护理 2 次，并定期更换胃管，普通胃管每周更换 1 次，硅胶管每月更换 1 次	2	
评价 （4 分）	护患沟通有效，配合良好	2	
	掌握相关理论知识及并发症	2	

11. 导尿术（女）质量评分标准

姓名：   成绩：

流程	要　　求	标准分	扣分
操作准备 （10分）	护士：着装整洁、仪表端庄，洗手，戴口罩	2	
	用物准备：治疗车、治疗盘、一次性尿垫、无菌导尿包、外阴清洁用物、无菌持物钳及容器、弯盘、20或50 mL注射器、无菌手套、污物筒，必要时备屏风	6	
	环境：宽敞、光线充足或有足够的照明	2	
评估 （10分）	核对病人姓名、床号或腕带，解释取得合作	2	
	评估病人病情、意识状态、心理状况	2	
	评估病人膀胱充盈度及局部皮肤状况	4	
	评估病人对导尿的理解及合作程度	2	
操作要点 （64分）	备齐用物，携至床旁，再次核对病人姓名、床号或腕带，酌情关闭门窗，遮挡屏风	2	
	解释告知取得合作；能自理者嘱其自行清洗会阴，不能自理者予以协助，注意保护病人隐私	4	
	站在病人右侧，协助病人脱对侧裤盖在右侧腿上，取屈膝仰卧位	6	
	第一次消毒外阴（注意顺序）	6	
	打开导尿包	6	
	向小药杯内导入消毒液	4	
	戴无菌手套	6	
	第二次消毒外阴（注意左手拇指、食指的固定位置）	6	
	润滑导尿管、插导尿管	4	
	导出尿液，留尿培养标本	2	
	拔导尿管	4	
	清理用物放在治疗车下污物筒内，协助患者穿裤盖被，取舒适卧位整理床单位	4	
	打开门窗，撤去屏风，洗手，记录	2	
	将遵医嘱留取的尿标本贴标签后送检	2	
	嘱病人放松，在插管的过程中配合，避免污染	4	
	拔尿管后指导病人多饮水，对尿道有冲洗作用	2	
注意事项 （10分）	在操作过程中注意保护病人，严格执行无菌技术操作原则	2	
	对膀胱高度膨胀且极度虚弱的病人，第一次放尿不得超过1 000 mL	4	
	老年女性尿道口回缩，插管时应仔细观察、辨认，避免误入阴道	2	
	为女病人插管时，如尿管误入阴道，应另换无菌导尿管重新插管	2	
评价 （6分）	严格无菌操作，无跨越无菌区	2	
	无菌导尿术正确，无意外事故发生	2	
	沟通良好，操作熟练，掌握相关知识及并发	2	

12. 灌肠质量评分标准

姓名：   成绩：

流程	要　　求	标准分	扣分
操作准备 （12分）	护士：着装整洁、仪态端庄，洗手，戴口罩	2	
	用物：根据病人病情准备灌肠液（配置温度 39 ℃ ~ 41 ℃；降温时用 28 ℃ ~ 32 ℃；中暑病人用 4 ℃）、灌肠器、弯盘、水温计、石蜡油、血管钳、棉签、卫生纸、垫巾、便器、输液架	6	
	环境：环境清洁，室温 24 ℃ ~ 26 ℃	4	
评估 （6分）	核对医嘱，核对病人姓名、床号或腕带	2	
	评估病人的病情、意识状况、心理反应及耐受程度	2	
	评估病人排便情况、肛周皮肤黏膜状况	2	
操作要点 （62分）	备齐用物，携至床旁，再次核对医嘱，核对病人姓名、床号或腕带	2	
	关闭门窗，遮挡屏风，保护病人隐私	2	
	嘱病人排尿，协助病人取左侧卧位（保留灌肠时取合适卧位，抬高臀部 10 cm），双膝屈曲，移动臀部至床沿，将垫巾垫臀下，弯盘至臀边，盖被	6	
	挂灌肠筒（大量不保留灌肠液面距肛门 40 ~ 60 cm、小量不保留、保留）	4	
	连接肛管并润滑，排气，夹管	4	
	插管（大量不保留灌肠插入 7 ~ 10 cm、小量不保留 7 ~ 10 cm、保留灌肠 15 ~ 20 cm），若受阻，稍停片刻再继续插入	6	
	固定肛管，观察液体流入情况（保留灌肠液量不超过 200 mL）	4	
	灌毕，反折拔出肛管放入弯盘内，擦净肛门	6	
	协助病人平卧，酌情保留（大量不保留 5 ~ 10 min、降温 30 min；小量不保留 10 ~ 20 min；保留 20 ~ 30 min 以上）	6	
	观察大便性状，遵医嘱留取标本送检	4	
	协助病人取舒适的卧位	4	
	打开门窗，撤去屏风，正确处理用物	4	
	洗手，记录	4	

流程	要　求	标准分	扣分
注意事项 （12 分）	灌肠过程中，病人如有便意，指导其做深呼吸，同时适当调低灌肠筒高度，减慢流速	2	
	病人如有心慌、气短等不适，应停止灌肠，嘱平卧，避免意外发生	2	
	妊娠、急腹症、严重心血管疾病等病人禁灌肠	2	
	伤寒病人灌肠时溶液不得超过 500 mL，压力要低（液面不得超过肛门 30 cm）	2	
	肝昏迷患者禁用肥皂水灌肠，以减少氨的产生和吸收，充血性心力衰竭和水钠潴留病人禁用生理盐水灌肠，降温灌肠保留 30 min，排便后 30 min 测量体温	2	
	随时注意观察，发现问题及时与医生联系，采取急救措施	2	
评价 （8 分）	操作熟练、轻柔、规范	2	
	注意保护患者隐私	2	
	沟通有效，配合良好	2	
	掌握相关理论知识及并发症	2	

13. 皮内注射操作质量评分标准（药敏试验）

姓名：   成绩：

流程	要　　　求	标准分	扣分
操作准备 （10分）	护士：衣帽整洁，洗手，戴口罩	2	
	用物：注射盘内置1 mL注射器、75%酒精、药液、给药卡或给药记录本、手消毒液、0.1%盐酸肾上腺素	4	
	药物：根据医嘱将药物放入药注射盘内，核对，备用	2	
	环境准备：环境清洁、安静、光线充足	2	
评估 （8分）	核对病人姓名、床号	2	
	病人病情、治疗情况以及有无药物过敏史、家族史、用药史	2	
	病人对药物及给药方式的了解情况，是否愿意合作	2	
	注射部位的皮肤状况	2	
操作要点 （64分）	配皮试液：核对医嘱，检查药品及注射器，用无菌操作方法抽吸药液，配制药液，排净气体后放入注射盘内备用	10	
	备齐用物，携至床旁，再次核对病人姓名、床号，核对医嘱，帮助病人取合适的卧位	8	
	选择注射部位，在前臂掌侧下段1/3处	6	
	常规消毒局部皮肤，待干（消毒方法、范围正确）	6	
	再次排尽注射器内空气。左手绷紧前臂掌侧皮肤，右手以平执式持注射器，使针尖斜面向上与皮肤呈5°角刺入皮内后，放平注射器，用左手拇指固定针栓，右手轻轻推注药液，注入0.1 mL，使局部隆起呈半球状皮丘，隆起的皮肤变白并显露毛孔，迅速拔针，不可按压	10	
	记录皮试的时间	6	
	协助病人取舒适的体位，整理床单位	10	
	正确处理用物	4	
	洗手，15~20分钟观察皮试结果，并记录	4	

续表

流程	要　　求	标准分	扣分
注意事项 （8分）	严格执行查对制度和无菌操作制度	2	
	做药敏试验前询问病人的药物过敏史、家族史、用药史，如有过敏史，则不可做皮试，应及时与医生联系，更换其他药物；药敏试验结果阳性，应告知家属和病人并记录在病历上	2	
	禁用碘酒消毒，以免影响对局部反应的观察	2	
	进针角度以针尖斜面全部进入皮内为宜	2	
评价 （10分）	操作熟练，动作轻柔、规范	2	
	无菌观念强，严格查对制度	2	
	皮试一次成功，病人痛苦小	2	
	护患沟通良好，配合良好	2	
	掌握相关理论知识与并发症	2	

14. 皮下注射法操作流程及评分标准

姓名：   成绩：

流程	要　　　求	标准分	扣分
操作准备 （10分）	护士准备：衣帽整洁、仪表端庄，洗手，戴口罩	2	
	用物准备：注射盘内置2 mL 或 5 mL 注射器、消毒液、棉签、弯盘、快速手消毒液、医嘱用药、注射卡	4	
	药物准备：根据医嘱将药物放入治疗盘、核对，备用	2	
	环境准备：环境清洁、安静、光线充足	2	
评估 （8分）	核对病人姓名、床号	2	
	评估病人的一般情况：病情、治疗、年龄、用药史、过敏史	2	
	注射部位的皮肤情况	2	
	病人的心理状态及合作程度	2	
操作要点 （64分）	核对医嘱，检查药品及注射器，用无菌操作方法抽吸药液，排净气体后放入注射盘内备用	10	
	备齐用物，携至床旁。再次核对病人姓名、床号，并向病人及家属解释，取得合作	4	
	协助病人取合适体位，选择注射部位（上臂三角肌下缘、上臂外侧、股外侧肌），常规消毒皮肤，待干（方法、范围）	10	
	检查药液、注射器，正确排气	4	
	用左手绷紧注射部位皮肤→右手食指固定针栓→针头与皮肤呈30°～40°角，迅速将针梗的2/3刺入皮下	10	
	固定针栓，用左手抽吸活塞，如无回血即可缓缓推注药液，同时密切观察病人反应	10	
	注射毕，以棉签按压针刺处，快速拔针	6	
	再次核对，观察病人用药后反应	4	
	协助病人取舒适的体位，整理床单位	2	
	正确处理用物	2	
	洗手，记录	2	
注意事项 （10分）	严格执行查对制度和无菌操作制度	1	
	对皮肤有刺激性的一般不做皮下注射	1	
	护士在注射前详细询问病人的用药史	2	
	经常注射者应每次更换注射部位	2	
	对过于消瘦者，护士可捏起局部组织，适当减少穿刺角度	2	
	进针角度不宜超过45°，以免刺入肌层	2	
评价 （8分）	无菌观念强	2	
	注入药物顺利，病人痛苦小	2	
	操作熟练，动作轻柔、规范，有爱伤观念	2	
	掌握相关理论知识及并发症	2	

15. 肌肉注射法操作流程及评分标准

姓名: 　　　　　　　　　　　　　　　　　　　　成绩:

流程	要求	标准分	扣分
操作准备 (10分)	护士: 衣帽整洁, 洗手, 戴口罩	2	
	用物: 治疗盘内置无菌持物镊、无菌棉签、常规消毒液、2 mL 或 5 mL 注射器、快速手消毒液	4	
	药物: 根据医嘱将药物放入药注射盘内, 核对, 备用	2	
	环境: 环境清洁、安静、光线充足	2	
评估 (8分)	核对病人姓名、床号或腕带	2	
	评估病人的年龄、病情及治疗情况	2	
	病人肌肉组织状况以及上次肌肉注射的部位, 避免重复注射	2	
	病人的心理状态和能否配合	2	
操作要点 (68分)	核对医嘱, 检查药品及注射器, 用无菌操作方法抽吸药液, 排净气体后放入注射盘内备用	10	
	备齐用物, 携至床旁, 再次核对并向病人及家属解释	10	
	协助病人取合适体位, 选择注射部位(上臂三角肌下缘、股外侧肌、臀大肌, 两岁以下的婴幼儿选择臀中肌、臀小肌), 常规消毒皮肤	10	
	用左手拇指和食指绷紧皮肤, 右手持针, 如握笔姿势, 以中指固定针栓, 针头与注射部位呈 90°, 快速刺入肌肉内。一般约进针 2.5～3 cm (消瘦者及儿童酌减)	6	
	固定针栓, 用左手抽吸活塞, 如无回血即可缓缓推注药液。密切观察病人反应	6	
	注射毕, 以棉签按压针刺处, 快速拔针。继续按压片刻以防止出血	10	
	再次核对, 观察病人用药后反应	4	
	协助病人取舒适的体位, 整理床单位	4	
	正确处理用物	4	
	洗手, 记录	4	
注意事项 (6分)	严格执行查对制度和无菌操作制度	2	
	需要长期注射者要有计划地更换注射部位, 以使药物充分吸收	2	
	掌握合适的进针深度, 不可将针梗全部刺入	2	
评价 (8分)	无菌观念强	2	
	注入药物顺利, 病人痛苦小	2	
	操作熟练, 动作轻柔、规范, 有爱伤观念	2	
	掌握相关理论知识及并发症	2	

16. 静脉注射法操作流程及评分标准

姓名：　　　　　　　　　　　　　　　　　　　　成绩：

流程	要　　　求	标准分	扣分
操作准备 （10分）	护士：衣帽整洁、仪表端庄，洗手，戴口罩	2	
	用物：注射盘（消毒液、无菌干棉签、弯盘）、小垫枕、止血带、无菌手套、快速手消毒液、胶贴、注射卡、一次性注射器、经查对正确的药液、一次性治疗巾等	4	
	药物：根据医嘱将药物放入药杯内、核对，放在服药车上备用	2	
	环境：环境清洁、安静、光线充足	2	
评估 （8分）	核对病人姓名、床位号或腕带	2	
	病人病情、治疗情况、用药史、药物过敏史、所用药物的药理作用	2	
	病人的意识状态、肢体活动能力，对给药计划的了解、认识程度及合作程度	2	
	病人穿刺部位的皮肤状况、静脉充盈度及管壁弹性	2	
操作要点 （64分）	核对医嘱，检查药名、药质、有效期及注射器，无菌操作抽吸药液，放入注射盘内	8	
	备齐用物，携至床旁，再次核对并向病人及家属解释静脉注射的目的和配合方法。协助病人取合适卧位	8	
	定位消毒：选择直、弹性好的血管（从远心端向近心端选择），避开静脉瓣，在被穿刺肢体下垫枕，消毒（方法、范围），穿刺点上方约6 cm处扎止血带	10	
	核对排气：再次核对药物并排尽空气。轻稳进针：左手拇指绷紧静脉下端皮肤，右手持注射器，食指固定针栓，针头斜面向上与皮肤呈约20°角，自静脉上方或侧方刺入皮下，再沿静脉方向潜行刺入静脉	10	
	见回血后，视情况再顺静脉进针少许，松开止血带，固定针头（如为头皮针，用胶贴固定），缓慢推药。并注意观察病人的反应和局部状况	10	
	注射毕，以干棉签轻压针刺处，迅速拔针，并按压穿刺点片刻	8	
	再次核对，并观察病人用药后反应	2	
	协助病人取舒适的体位，整理床单位	2	
	清理用物，用物按消毒、隔离原则处理，洗手，记录	6	

续表

流程	要　　求	标准分	扣分
注意事项 （10分）	严格执行查对制度和无菌操作制度	2	
	注射过程中密切观察病人对药物的反应，控制药物注入的速度	2	
	注射过程中注意观察局部有无肿胀或回抽不见回血，则表明针头已滑出血管外，应更换部位，更换针头，重新穿刺	2	
	刺激性的药物应先推进少量生理盐水，无异常再换上药液注射	2	
	有出血倾向的病人不宜采用股静脉注射法	2	
评价 （8分）	无菌观念强	2	
	注入药物顺利，病人痛苦小	2	
	操作熟练，动作轻柔、规范，有爱伤观念	2	
	掌握相关理论知识及并发症	2	

17. 周围密闭式静脉输液法质量评分标准

姓名：   成绩：

流程	要　　求	标准分	扣分
操作准备 （8分）	护士：着装整洁、仪表端庄，洗手，戴口罩	2	
	用物：注射盘、一次性输液器2套、消毒液、无菌干棉签、瓶套（袋装药液不需要）开瓶器、小垫枕、止血带、无菌手套、胶贴、输液卡、输液巡视卡、标签、输液架、药液、快速手消毒液，另备笔和表、污物桶，必要时备小夹板及绷带	4	
	环境：环境清洁、安静、光线充足	2	
评估 （10分）	核对病人姓名、床号或腕带	2	
	评估病人的病情、诊断、年龄、营养状况、心肺功能、输液目的、出入液量等	2	
	评估穿刺部位皮肤是否完整，有无破损、硬结、皮疹、感染，穿刺血管的解剖位置、充盈程度、弹性等	2	
	评估病人的意识状态、情绪反应，是否有静脉输液的经历，对静脉输液的了解程度及心理反应，分析是否存在预感性忧虑及配合程度等	2	
	嘱病人排便	2	
操作要点 （68分）	核对医嘱及输液卡	4	
	检查核对药液，检查输液器的有效期、质量	4	
	填写输液内容于标签上，倒贴于输液瓶上	4	
	消毒加药：打开瓶盖中心部，消毒后根据医嘱加入药物	4	
	备齐用物，携至床旁，再次核对并向病人解释输液目的，取得合作，准备胶贴，协助病人取舒适卧位	4	
	选择静脉，穿刺部位下方置小垫枕，准备输液架	4	
	挂瓶排气，再次核对检查药液，套上瓶套，消毒瓶口，再次检查输液器的有效期、质量，将针头插入瓶塞中，将药瓶倒挂在输液架上排气，使滴管内充满1/3～2/3液体，排出少量药液后关闭调节器，检查输液管道内是否有气体	8	

流程	要　　求	标准分	扣分
操作要点 （68分）	在穿刺点上方约6 cm处扎止血带，嘱病人握拳，消毒皮肤	8	
	再次核对，再次排气，关闭调节器，检查输液管道内无气体后，一手固定穿刺部位皮肤及血管，另一手持针，针头与皮肤约呈20°角穿刺，见回血后，降低进针角度将针头顺着血管方向潜行再送入少许，放平头皮针，嘱病人松拳，松止血带，松调节器，输液通畅后以胶贴妥善固定。取下止血带和小垫枕，将输液肢体放置舒适	10	
	根据病情和医嘱调节滴速	4	
	再次核对病人、输液卡、药液，确保没有差错事故发生	4	
	挂巡视卡：填写输液巡视卡，挂在输液架上	4	
	协助病人取舒适卧位，整理床单位，放呼叫器于病人可及处，交代注意事项，根据病人的需要做相应健康教育	4	
	洗手，记录	2	
注意事项 （4分）	严格执行查对制度（三查七对）和无菌操作制度	1	
	合理使用静脉，注意观察输液情况，针头有无滑出	1	
	输液前需排尽输液管内空气，及时更换输液瓶或拔针	1	
	根据病人情况和医嘱调节滴速，注意药物的配伍禁忌	1	
评价 （4分）	操作熟练，动作轻柔、规范，穿刺一次成功	1	
	严格执行三查七对，无菌观念强	1	
	护患沟通良好	1	
	掌握相关操作理论知识及并发症	1	

18. 鼻导管吸氧法操作流程及评分标准

中心供氧装置氧气吸入

姓名：   成绩：

流程	要　　求	标准分	扣分
操作准备 （12分）	护士准备：仪表端庄、服装整洁，洗手，戴口罩	4	
	用物准备：（1）中心供氧装置；（2）治疗盘内放：流量表、湿化瓶（根据病情内可放蒸馏水、冷开水或20%～30%乙醇1/3～1/2满）、双侧鼻导管、棉签、弯盘、治疗碗内盛冷开水上面盖无菌纱布、记录单、笔，无菌物品均在有效期内	6	
	环境准备：环境安静、整洁、安全	2	
评估 （8分）	核对病人姓名、床号或腕带	2	
	病人的年龄、病情、治疗情况、意识、缺氧程度、血气分析结果	2	
	病人鼻腔有无分泌物堵塞，有无鼻中隔偏曲等情况	2	
	病人心理状态，对氧疗知识的认知程度、合作程度	2	
操作要点 （66分）	备齐用物，携至病人床旁，再次核对，解释用氧目的、方式、注意事项	2	
	检查鼻腔黏膜及通气情况	2	
	用湿棉签清洁鼻腔	4	
	连接好湿化瓶，关闭流量表开关	4	
	将流量表插入床头治疗带中心供氧装置插孔内	4	
	连接鼻导管	4	
	打开流量表开关，遵医嘱调节好氧流量	4	
	鼻导管蘸水湿润并检查吸氧管道是否通畅	4	
	将鼻导管插入病人双侧鼻腔，固定	6	
	记录用氧起始时间、氧流量，核对病人，护士签字	4	
	告知病人用氧期间勿随意调节流量，注意用氧安全	4	

流程	要　　　求	标准分	扣分
操作要点（66分）	密切观察病人生命体征变化、缺氧症状（如发绀、呼吸困难）改善情况，询问病人感觉，做好心理安慰	4	
	病人吸氧结束，停氧时，核对并解释	4	
	取下鼻导管，关闭流量表开关	6	
	协助病人清洁口鼻面部，取舒适体位	2	
	取下流量表	2	
	记录用氧停止时间，再次核对	2	
	整理床单位及用物，感谢病人配合	2	
	洗手，记录	2	
注意事项（8分）	病人吸氧过程中，需要调节氧流量时，应当先将病人吸氧管取下，调节好后，再给予吸氧，停氧时先取下吸氧管，再关闭流量表	2	
	保持吸氧管路通畅，无打折、分泌物堵塞或扭曲；严格遵守操作规程，做好"四防"	2	
	急性肺水肿患者，湿化液应采用20%~30%乙醇湿化，以降低肺泡表面张力；连续用氧时，湿化瓶内无菌蒸馏水应每日更换一次；定期消毒湿化瓶及更换氧气管道	2	
	新生儿吸氧应严格控制用氧浓度和时间	2	
评价（6分）	操作熟练，动作轻柔、规范	2	
	有爱伤观念，病人舒适，护患沟通良好	2	
	掌握相关的理论知识及并发症	2	

氧气筒供氧氧气吸入

姓名：　　　　　　　　　　　　　　　　　　　　　成绩：

流程	要　　求	标准分	扣分
操作准备（12分）	护士准备：仪表端庄、服装整洁，洗手，戴口罩	4	
	用物准备：（1）氧气筒及氧气表；（2）治疗盘内放：流量表、湿化瓶（根据病情内可放蒸馏水、冷开水或20%~30%乙醇1/3~1/2满）、棉签、弯盘、治疗碗2个（其中一个内放冷开水，另一个放鼻导管、小镊子、纱布块2块）、橡胶管1根、记录单、笔、胶布、松节油、扳手，无菌物品均在有效期内	6	
	环境准备：环境安静、整洁、安全	2	
评估患者（8分）	核对病人姓名、床号或腕带	2	
	病人的年龄、病情、治疗情况、意识、缺氧程度、血气分析结果	2	
	病人鼻腔有无分泌物堵塞，有无鼻中隔偏曲等情况	2	
	病人心理状态，对氧疗知识的认知程度、合作程度	2	
操作要点（66分）	逆时针方向打开氧气筒总开关少许，冲掉气门上的灰尘后关闭	4	
	将氧气表螺旋与氧气筒气门衔接后旋紧，使氧气表直立于氧气筒旁	6	
	检查关闭流量表开关，开总开关检查有无漏气	4	
	将湿化瓶、橡胶管分别接于氧气表上	6	
	开流量表开关，检查氧气流出是否通畅，全套装置是否合适，有无漏气，关流量表开关待用	4	
	将装好的氧气筒及其他用物携至床边，再次核对病人并解释	2	
	检查并湿润鼻孔	2	
	连接鼻导管一端在流量表上，根据病情调节氧流量	4	
	鼻导管前端蘸水，湿润鼻导管，轻轻插入患者鼻腔内（单侧鼻导管插入深度为鼻尖至耳垂的2/3长）	4	
	病人无呛咳，然后固定	2	
	记录用氧起始时间、氧气流量，再次核对患者，护士签名	4	

续表

流程	要　求	标准分	扣分
操作要点（66分）	核对，告知病人在用氧期间勿随意调节流量，注意安全	4	
	密切观察病人缺氧改善情况（如生命体征、面色），询问病人用氧以后的感觉	4	
	停止吸氧，核对病人并解释，拔出鼻导管	4	
	关总开关，放尽余气后关流量表开关	2	
	记录用氧停止时间，再次核对	2	
	协助病人清洁口鼻、面部，取舒适体位，整理床单位及用物，谢谢合作	2	
	用扳手放松流量表螺帽，然后用手旋开，卸下氧气表，离开病室	4	
	洗手，记录	2	
注意事项（8分）	病人吸氧过程中，需要调节氧流量时，应当先将病人吸氧管取下，调节好后，再给予吸氧，停氧时先取下吸氧管，再关闭流量表	2	
	保持吸氧管路通畅，无打折、分泌物堵塞或扭曲；严格遵守操作规程，做好"四防"	2	
	急性肺水肿病人，湿化液应采用20%～30%乙醇湿化，以降低肺泡表面张力；连续用氧时，湿化瓶内无菌蒸馏水应每日更换一次；定期消毒湿化瓶及更换氧气管道	2	
	新生儿吸氧应严格控制用氧浓度和时间	2	
评价（6分）	操作熟练，动作轻柔、规范	2	
	有爱伤观念，病人舒适，护患沟通良好	2	
	掌握相关的理论知识及并发症	2	

19. 电动吸引器吸痰法质量评分标准

姓名：　　　　　　　　　　　　　　　　　　　　　　　成绩：

流程	要　　求	标准分	扣分
操作准备 （6分）	护士准备：仪表端庄、服装整洁，洗手，戴口罩	2	
	用物准备：（1）电动吸痰器；（2）治疗盘内放：无菌持物钳、0.9%氯化钠注射液1瓶、无菌治疗碗2个（其中1个放开口器、压舌板、舌钳、上面盖无菌纱布）、无菌治疗盘（内放吸痰管数根、小镊子数把及无菌纱布数块）、一次性手套、弯盘、棉签、手电筒、盛有消毒液的瓶子，物品均在有效期内；（3）治疗车下层放一容器，内盛消毒液或医用垃圾袋	4	
	环境准备：环境安静、整洁、舒适、安全、光线明亮	2	
评估患者 （8分）	核对病人姓名、床号或腕带	2	
	病人年龄、病情、意识状态、治疗情况	2	
	病人呼吸、痰液性状、口腔及鼻腔皮肤黏膜情况	2	
	病人心理状态、合作程度	2	
操作要点 （74分）	备齐用物，携至病人床旁，再次核对，解释吸痰的目的、操作过程中可能引起的不适、如何配合操作	4	
	接通电动吸引器的电源，打开开关，检查吸引器的性能，调节负压，试吸，保持通畅，关闭开关	4	
	将盛有消毒液的瓶子系于床边	4	
	协助病人去枕仰卧位，头转向操作者一侧，略向后仰	2	
	倒生理盐水于治疗碗中	4	
	护士戴手套，按无菌操作连接吸痰管	4	
	打开吸引器开关	4	
	试吸，检查吸痰管是否通畅，有无漏气	4	
	嘱病人张口，必要时用开口器，如有义齿应取下，舌后坠者用舌钳将舌拉出	2	
	吸痰管末端反折，插入口咽部，放松反折部，吸净咽部分泌物	4	
	更换吸痰管，再吸气管内分泌物	2	
	吸痰管由深部向上提拉，左右旋转	4	
	每次吸痰时间不超过15 s，病人无缺氧状况	4	

流程	要　求	标准分	扣分
操作要点 （74 分）	每次用完吸痰管吸痰后要及时冲洗吸痰管	2	
	如痰液黏稠不易吸出时，可扣拍拍胸背部，通过振动，促使痰液被吸出，或者行蒸汽吸入或雾化吸入，使痰液稀化后吸出	4	
	取下吸痰管，将玻璃接管插入消毒瓶内	2	
	擦净病人面部	2	
	口腔吸痰有困难者，可由鼻腔进行吸引（颅底骨折病人禁用）	2	
	检查并清洁病人鼻腔	2	
	连接吸痰管，打开吸引器开关，试吸 0.9% 氯化钠注射液	4	
	吸痰管末端反折，将吸痰管由病人清洁鼻孔插入一定深度，放松吸痰管反折部，由深部左右旋转向上提拉，吸净分泌物	4	
	退出吸痰管，冲洗管腔，更换吸痰管，必要时重复吸痰	1	
	观察病人面色、呼吸是否改善	1	
	观察吸出物的形状、颜色。储液瓶内液体不可超过瓶体的 2/3 满	1	
	询问病人的感觉，检查口鼻腔黏膜有无损伤	1	
	擦净病人的口鼻、面部	1	
	取下吸痰管，关闭开关，切断电源	1	
	再次核对	1	
	协助病人取舒适卧位，有针对性地进行健康教育	1	
	整理床单位及用物，感谢病人配合	1	
	洗手，记录	1	
注意事项 （6 分）	吸痰前，检查吸引装置性能是否良好，连接是否正确	1	
	严格执行无菌操作，一根吸痰管只使用一次，吸痰管必须保持无菌，先吸气道，再吸口、鼻腔	1	
	痰液黏稠时，可配合翻身叩击、雾化吸入；发生缺氧和心率下降，停止吸痰，休息后再吸	2	
	吸痰时密切关注患者反应，吸出痰的量、颜色等；每次吸痰时间小于 15 s，连续吸引总时间不超过 3 min	1	
	吸引管及储液器每日消毒，储液器底应放少量消毒液，吸出液应及时倾倒，不得超过 2/3	1	
评价 （6 分）	操作熟练，无菌观念强，插管动作轻柔、敏捷，有爱伤观念	2	
	护患沟通良好	2	
	掌握相关理论知识及并发症	2	

20. 洗胃法质量评分标准

姓名：   成绩：

流程	要　　求	标准分	扣分
操作准备 （6分）	护士准备：仪表端庄、服装整洁，洗手，戴口罩	2	
	用物准备：自动洗胃机及附件，洗胃溶液。治疗盘内放置：治疗碗、镊子、胃管、纱布、弯盘、急救口腔支架、液状石蜡、棉签、胶布、手套、手电筒、橡胶单及治疗巾，昏迷患者备张口器、压舌板、舌钳、牙垫并放于治疗碗内。无菌物品及洗胃液均在有效期内，检查自动洗胃机性能、运转是否良好	2	
	环境准备：环境安静、整洁、舒适、安全、光线明亮，必要时屏风遮挡	2	
评估 （8分）	核对病人姓名、床号或腕带	2	
	全身情况：生命体征、意识状态及瞳孔变化	2	
	局部情况：中毒情况、口鼻腔黏膜情况、口中异味等	2	
	心理状态：有无焦虑、紧张、恐惧，合作程度等	2	
操作要点 75分	备齐用物，携至病人床旁	2	
	再次核对病人床号姓名或腕带，确认病人	2	
	向病人家属解释洗胃的目的、过程和注意事项，消除病人及家属的紧张情绪，取得配合	2	
	根据病情，清醒病人可采取半卧位或坐位；中毒较重的病人采取左侧卧位；昏迷病人采取去枕平卧位，头偏向一侧	2	
	橡胶单及治疗巾围于患者颌下、胸前	2	
	弯盘置于患者口角旁，排出液桶置于病人头部的床旁	2	
	将配制好的洗胃液倒入洗胃液桶内	2	
	三根橡胶管分别与机器的药管（进液口）、洗胃管和污水管（排液口）连接	3	
	将药管的另一端放入洗胃液桶内	2	
	污水管的另一端放入空塑料桶内	2	
	检查并清洁病人鼻腔或口腔，清除口、鼻腔分泌物。若病人有义齿，将义齿取下	2	

流程	要　　求	标准分	扣分
操作要点（75分）	意识不清和不配合操作，应使用压舌板、张口器撑开病人口腔，置牙垫于上、下磨牙之间	2	
	昏迷病人如有舌后坠，可用舌钳将舌拉出	2	
	使用急救口腔支架置于病人口中，以方便操作	2	
	检查洗胃管是否通畅	2	
	测量插管长度，前额发际至剑突水平（成人为 45～55 cm，婴幼儿为 14～18 cm），做好标记	4	
	用石蜡油润滑胃管前端（插入长度的 1/3）	2	
	一手持纱布托住胃管，一手持镊子夹住胃管前端 5～6 cm 处，自口腔缓慢插入	2	
	当胃管到达咽喉部（插入 14～16 cm）时，清醒病人嘱其做吞咽动作，随后迅速将胃管插入 45～55 cm	2	
	昏迷病人在插管前应将病人头部向后仰，当胃管到达咽喉部（插入 14～16 cm）时，用左手将病人的头部托起，使下颌靠近胸骨柄，同时将胃管插入	2	
	插管过程中，如病人发生呛咳、呼吸困难、发绀等症状，立即拔出重插	2	
	如病人有恶心，嘱病人做深呼吸，休息片刻后再插	2	
	证实胃管在胃内：连接注射器于胃管末端，抽吸有胃内容物吸出	2	
	固定胃管于鼻翼两侧及颊部	2	
	将胃管的另一端和已插好的洗胃管相连接	2	
	调节药量大小，接通电源	2	
	先按"手吸"键，吸尽胃内容物，中毒物质不明时，第一次吸出的胃内容物应立即送检	2	
	再按"自动"键，机器开始对胃进行自动冲洗	2	
	冲洗时"冲"红灯亮，吸引时"吸"红灯亮	1	
	直到洗出液澄清、无味，按"停机"键，机器停止操作	2	
	操作时密切观察病人病情变化、胃内容物性质、颜色、气味、量及病人面色、生命体征的变化，有病情变化时及时处理	2	
	如病人感到腹痛，吸出血性液体或出现休克现象，应立即停止洗胃，与医生共同采取相应的急救措施	2	

续表

流程	要　求	标准分	扣分
操作要点 (75 分)	灌洗完毕，分离胃管和洗胃管	2	
	反折捏紧胃管口，轻轻揭去固定的胶布	2	
	左手托住胃管，右手持纱布包裹近口腔处胃管，拔管至咽部时，快速拔出，以防液体滴入气管内	2	
	将拔出的胃管置于弯盘内，帮助病人去除胶布痕迹	2	
	协助病人漱口，揩净口鼻、面部，必要时更衣	2	
	协助病人取舒适卧位，询问感受，感谢患者配合	1	
	整理床单位收拾用物	1	
	将药管、洗胃管和污水管同时放入清水中，手按"清洗"键，机器自动清洗各管腔	2	
	清洗完毕后将各管同时取出，待机器内水完全排净	1	
	按"停机"键，关机	1	
	分离拆下各管，浸泡消毒 30 min 后冲洗，晾干备用	2	
	洗手，观察并记录灌洗液名称和量，洗出液颜色、气味和病人情况	2	
注意事项 (5 分)	插管时动作要轻快，切勿损伤食管及误入气管	1	
	中毒物质不明时，及时抽取胃内容物送检，应用生理盐水或温开水洗胃	1	
	为病人洗胃的过程中，及时准确记录洗出液及其颜色、气味，出现血性液体，立即停止洗胃	1	
	幽梗的病人，洗胃宜在饭后 4~6 h 或空腹时洗胃，并记录胃内潴留量	1	
	吞服强酸强碱等腐蚀性毒物患者，切忌洗胃，以免造成胃穿孔	1	
评价 (6 分)	操作熟练，无菌观念强，插管动作轻柔，一次插入成功，敏捷，有爱伤观念	2	
	护患沟通良好	2	
	掌握相关理论知识及并发症	2	

21. 心肺复苏术质量评分标准

姓名：　　　　　　　　　　　　　　　　　　　　　　　成绩：

流程	要求	标准分	扣分
操作准备 （6分）	护士准备：仪表端庄、服装整洁，洗手，戴口罩	2	
	用物准备：按压木板、脚踏凳、纱布数块	2	
	环境准备：就地抢救，不宜搬动；尽力创造宽敞、安静，光线适宜的抢救环境，必要时以屏风遮挡	2	
评估 （4分）	事发地点、主要损伤部位、意识状态、大动脉搏动情况、有无自主呼吸	4	
操作要点 （78分）	判断意识，大声呼叫病人，轻拍其肩部，确认意识丧失，立即呼救寻求他人帮助	4	
	判断呼吸：通过看、听、感觉（看胸部有无起伏、听有无呼吸音、感觉有无气流逸出）三个步骤来完成。若病人无反应，表示呼吸停止，应立即给予人工呼吸	4	
	判断颈动脉搏动：护士以食指和中指指尖触及病人气管正中部，旁开两指至胸锁乳突肌前缘凹陷处，若无颈动脉搏动，应立即进行胸外心脏按压	4	
	进行判断后记录时间，立即进行心肺复苏	2	
	去病人枕，仰放于硬板床上（地上），解开上衣及裤带	2	
	按压部位：胸骨体中、下 1/3 交界处或胸部正中两乳头连线水平	4	
	按压手法：术者站立或跪于病人右侧，左手掌根部放于按压部位，右手掌根平行重叠于左手背上，双手指交叉翘起，离开胸廓；肘关节伸直，用身体的力量垂直向下，快速、有力、均匀下压	4	
	按压深度：使胸廓下陷 3~5 cm，然后迅速放松	4	
	按压频率：100 次/分	4	
	按压与放松时间比为 1:1	4	
	取下活动义齿，清理口鼻异物及分泌物	4	
	以压额举颏法开放气道：一手置于患者前额，手掌用力向后推压使头后仰，另一手的中指和食指呈剪刀式置于颌骨下方，将颏部向上抬	4	

流程	要　求	标准分	扣分
操作要点 （78分）	口对口人工呼吸：一手举起患者下颌，使口张开，另一手捏闭患者鼻孔	4	
	护士深吸气后，用双唇紧贴并包裹病人的口部形成一个封闭腔，然后用力吹气，送气时间为 1.0～1.5 s，见患者胸廓抬起即可	4	
	一次吹气毕，护士松口，放开鼻孔，护士头稍抬起，侧转换气，同时观察病人胸廓复位情况，感觉口鼻有无气流溢出	4	
	重复吹气1次，共吹气2次	4	
	人工呼吸与胸外心脏按压的比例为 2∶30	4	
	连续操作5个循环后迅速判断1次，直至复苏为止	4	
	病人出现自主呼吸	2	
	摸颈动脉有搏动，收缩压在 60 mmHg 以上	2	
	皮肤黏膜色泽转为红润	2	
	散大的瞳孔缩小，昏迷变浅，神经反射出现	2	
	复苏成功后撤去按压木板，头下垫枕，为患者取复苏体位	2	
	密切观察病情，实施进一步生命支持	1	
	洗手，做好记录	1	
注意事项 （6分）	仰放病人，争分夺秒进行抢救，尽可能在 15～30 s 内进行	1	
	清除口腔分泌物、异物，保持气道通畅	1	
	人工呼吸时送气量不宜过大，以免引起病人胃部胀气	1	
	按压部位要准确，用力适度；按压时要确保足够的频率及深度，尽可能不中断胸外按压，每次按压要让胸廓充分回弹；肩、肘、腕在一条直线上，与病人身体长轴垂直；手掌不能离开胸壁	3	
评价 （6分）	操作熟练，动作规范	2	
	一次复苏成功	2	
	方法正确、快捷、有效，抢救意识强	2	

第三部分

临床护理常用礼仪及
常用礼貌用语

1. 临床护理常用礼仪

古人云:"不学礼,无以立。"一个人不学习礼仪,不学习如何为人处世,就无法在这个社会上立足。中国素有"文明古国""礼仪之邦"的美誉,可见从古至今礼仪都处在人际交往的首要位置。礼仪,是人与人之间矛盾化解的调和剂,是和谐相处的桥梁。在医院这个特殊的环境中,我们每天都要和各种各样的病人及家属打交道,因此,建立良好的人际关系是非常重要的,而建立良好关系的前提就是对人尊重、有礼。

在临床护理工作中经常涉及的主要礼仪有:仪容修饰、表情及工作中的姿势与姿态。

一、临床护理工作中仪容修饰及表情的要求

护理人员的仪容和表情是直接传递给病人的第一信息,它影响着护理人员的整体形象与职业形象。职业形象是信誉和美的标志,护理人员必须按礼仪的标准进行仪容的修饰,让病人感受到护理人员庄重的仪容仪表,给人以信任。

(一)发型、容貌及身体的礼仪要求

对护理人员发型的修饰有以下要求:

清洁、干爽的头发是一个人脸面中的脸面,对任何人而言,其头发的清洁与否会直接影响到他人对自己的评价。护理人员应主动自觉地做好头发的清洗、修剪和梳理,时刻保持干爽、整洁、无异味、无异物,注意护理,预防出现干燥、开叉、变色、脱落等,以维持完美的个人形象

1. 护理人员的发式要求

女护士的发式要求头发保持干净整齐,短发前不压眉,侧不盖耳,后不触领。长发盘起或戴网罩罩住,禁止另类染发(图3-1、图3-2)。

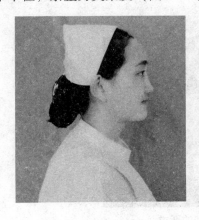
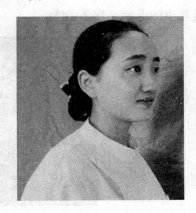

图3-1　女护士发式1　　　　　图3-2　女护士发式2

男护士，手术室、特殊科室护士的发式：

工作时要求佩戴燕帽或筒帽。戴筒帽时头发要全部遮在帽子里面，帽檐前不遮眉，后不露发际，不戴头饰。男医生和男护士不应留长发，也不应剃光头（图3-3）。

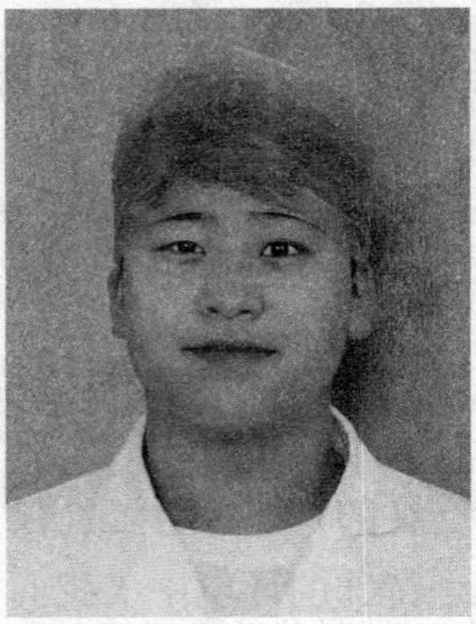

2. 容貌的要求

（1）面部要求：护理人员应保持面部的清洁与自然，并注意维护面部的健康，防止出现因个人卫生不良而滋生的皮肤感染。男士不留胡须，女士化淡妆，不可以浓妆艳抹，显示护士的端庄秀丽。

（2）眼部：应及时清除眼部分泌物（避开他人视线），眉毛可根据个人喜好做必要的修饰，但是一般不提倡文眉，佩戴眼镜

图3-3 男护士发式

的护理人员应注意保持眼镜的清洁，另外在工作场所或社交场所一般不要戴太阳镜或者墨镜。

（3）耳部：做个人卫生时，不要忘了洗耳朵并及时除去耳部污垢。

（4）鼻部：平时注意保持鼻腔清洁。

（5）口腔：每天应定时刷牙，保持牙齿的清洁及口腔无异味。提倡饭后刷牙，每次刷3 min，上班时间或有应面之前，忌吃葱、蒜、韭菜等气味较重的食物，不吸烟、饮酒等。同时，护理人员上班期间应避免从口中发出哈欠、喷嚏、吐痰、打嗝等不雅声音。

（6）面容要求：表情自然，面带微笑。

3. 身体的要求

（1）手部的要求：在临床护理工作中，绝大部分的护理操作都是通过护理人员的手来进行的。因此，护理人员的清洁卫生对于防止交叉感染及维护护理人员形象来讲是十分重要的。首先，护理人员应养成勤洗手的好习惯，并注意手的保养，防止发生感染或冻伤。其次，护理人员不宜留长指甲，应经常地修剪，保持清洁。护理人员在工作期间不允许染甲或美甲，因为指甲是藏污纳垢的地方，会有病原微生物寄生而增加感染的机会。而且五颜六色的指甲会在视觉上给病人以强烈的刺激，造成其心理上的反感，在一定程度上损坏了护理人员稳重的形象（图3-4）。

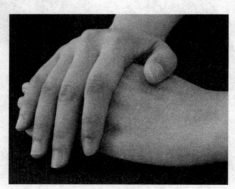

图3-4 手部的要求

（2）脚部的要求：俗话说"远看头，近看脚，不远不近看中腰"。护士在工作时大部分时间与病人是近距离接触的，所以，腿脚的修饰不容忽视。第一，在工作场合，护士应穿长裤或过膝裙子，不可穿短裤或者超短裙以免过多暴露大腿。穿裙式工作服时最好配上肤色长筒袜，并注意袜口不能外露。第二，护士在工作时应保持脚部卫生，鞋袜应勤洗勤换，避免异味。第三，护理人员在正式场合不得赤脚穿鞋或穿拖鞋、无跟鞋等，护理人员上班时以穿工作鞋为宜。

（3）身体的要求：医护人员应讲究个人卫生，养成良好的卫生习惯，身体要求无异味，要养成每天洗澡、经常换洗衣服的习惯。

（二）护理人员的表情

一个人面部呈现出来的具体形态，通过面部形态变化表达内心的思想感情。护士在工作中的表情神态如何，在服务对象看来，往往与对待自己的态度直接相关。

注视部位：双眼之间，眼鼻三角区，接下来，手臂等具体部位。

注视范围：利用余光，照顾其他人。

注视角度：尽量正视，最好平视，避免扫视、窥视。

微笑在临床中的作用：

微笑也称为笑貌或笑脸。护士在工作岗位上，一般都应当满面笑容，在为服务对象创造出令人倍感轻松的氛围，使其在享受服务的整个过程之中，感受愉快、欢乐和喜悦，同时也表现出护士对服务对象的重视与照顾。

基本方法：先放松自己的面部肌肉，然后使自己的嘴角微微向上翘起，让嘴唇略呈弧形。在不牵动鼻子、不发出声音、不露牙龈的前提下，轻轻一笑（图3－5）。

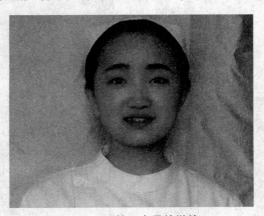

图3－5 护理人员的微笑

二、临床护理工作中的姿态与姿势

姿态与姿势在人际交往中起着重要的作用，端庄的仪表与优美的姿态，是一种无声的语言。英国哲学家培根说："在美的方面，相貌的美，高于色泽的美，而秀雅合适的动作美又高于相貌美。"训练有素的举止、得体的风度，离不开礼仪修养的培训和训练。南丁格尔说过："一个护士就是一个没有翅膀的天使。"护士在工作中必须注意自己的姿态美，要做到举止大方、站姿挺拔、坐姿端庄、走姿平稳、蹲姿优雅、手姿得体。在护理操作过程中，护理人员应把握科学、协调、优美的原则，和谐有序、舒展大方、干净利落、规范熟练，动作轻柔、连贯，给人以一种动态的美感。

1. 良好的姿态（图3-6）

2. 医护人员工作时常用的姿态。

（1）导诊护士的姿态。

招呼别人，在此主要是指呼唤远方之人，对其进行引导，或为其指示方向。

在招呼别人时，护士必须牢记两点：一是使用手掌，而不能仅用手指。二是要掌心向上，而不宜掌心向下。具体而论，根据手臂摆动姿势的不同，它又可大体分为下述五种形式。

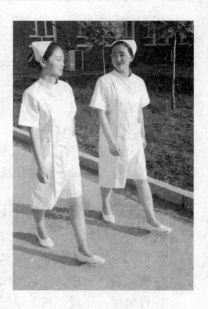

图3-6 护理人员的姿态

①横摆式。即手臂向外侧横向摆动，指尖指向被引导或指示的方向。它多适用于请人行进时指示方向所用（图3-7）。

②直臂式。它也要求手臂向外侧横向摆动，指尖指向前方。与前者不同的是，它要将手臂抬至肩高，而非齐胸。它适用于引导或指示物品所在之处（图3-8）

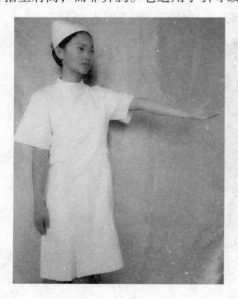

图3-7 横摆式

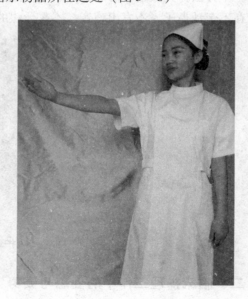

图3-8 直臂式

③曲臂式。它的做法是手臂弯曲，由体侧向体前摆动，手臂高度在胸以下。请人进门时，可采用此方式（图3-9）。

④斜臂式。它的最大特点，是手臂由上向下斜伸摆动（见图3-10）。多适用于请人就座。

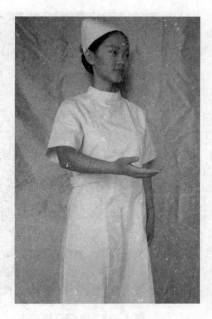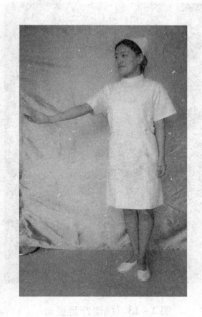

图3-9 曲臂式   图3-10 斜臂式

⑤双臂式。它的做法是，双手先叠放于腹前，然后抬至胸部之下，同时向身体两侧摆（图3-11）。有时，亦可双臂同向摆动（图3-12）。适用招呼较多人员之时。

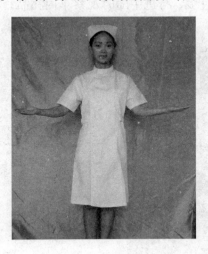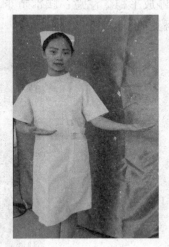

图3-11 双臂式1   图3-12 双臂式2

（2）医护人员持物的姿态。

①端治疗盘：双手握于方盘两侧，掌指托物，双肘尽量靠近身体腰部，前臂与上臂成90度，双手端盘平腰，重心保持上臂，取放和行进都要平稳，不触及护士服。忌掌指分开（图3-13）。

②持病历夹姿态持病历夹：双手持或单手持都可以，一般抱于胸前，但不要靠胸太近，甚至抱在胸前。与别人一起看时应平托病历夹（图3－14）。

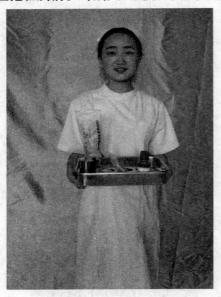 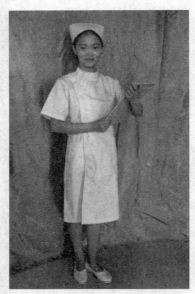

图3－13　端治疗盘姿态　　　　　　　　　　**图3－14　持病例夹姿态**

③推车姿态。治疗车三面有护栏，没护栏的一面一般有两个抽屉，用于存放储备物品。推治疗车的正确姿势是：护士位于没有护栏的一侧，双臂均匀有力，重心集中于前臂，行进、停放平稳。注意：腰部负重不要过多，行进中随时观察车内物品，注意周围环境，快中求稳（图3－15）。

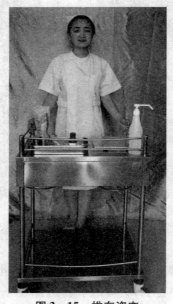

图3－15　推车姿态

④推轮椅（图 3 – 16）。

A. 轮椅一般用于照顾老人或腿脚不方便的病人，推轮椅要双手握住轮椅后的把手。

B. 病人坐上去前，一定要固定住轮椅，不要让病人坐空。

C. 必要时帮助病人把脚放在脚踏上，要搬开一个脚踏帮病人放一只脚。

D. 让病人的手放在腿上或轮椅的扶手上，放开固定轮椅的装置。

E. 推车一定要缓慢，一则为了稳，二则脚步快了容易碰到轮椅。

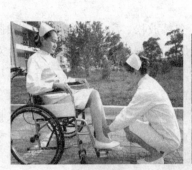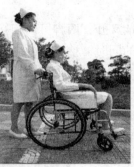

图 3 – 16　推轮椅姿态

（3）护士的站、坐、走、蹲姿势

①站姿，又称立姿。是站立时所呈现出的姿态，是其他姿势的基础，是每个人全部姿势的核心。

站姿是人的一种本能，是一个人站立的姿势，它是人们平时所采用的一种静态的身体造型，同时又是其他动态身体造型的基础和起点。常言道，"站如松，坐如钟"，这是中国传统的有关形象的标准。人们在描述一个人生机勃勃、充满活力的时候，经常使用"身姿挺拔"这类词语。站姿是衡量一个人外表乃至精神的重要标准。优美的站姿是保持良好体型的秘诀。从一个人的站姿，可以看出他的精神状态、品质和修养及健康状况。

医护人员的标准站姿：挺拔、端庄、娴静、优雅，体现出一种"柔"的优美感。

标准站姿（图 3 – 17）如下所示。

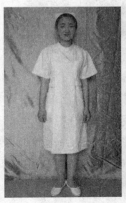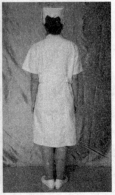

图 3 – 17　标准站姿

基本站姿：

- 头正，双目平视，嘴微闭，下颌微收，面容平和自然。
- 双肩放松，稍向下沉，人有向上的感觉。
- 躯干挺直，挺胸，收腹，立腰。
- 双臂自然下垂于身体两侧，中指贴拢裤缝，两手自然放松。
- 双腿立直、并拢，脚跟相靠，两脚尖张开约60°，身体重心落于两脚正中。

恭候站姿：

双脚可以适度地叉开，两脚可以相互交替放松，并且可以踮起一只脚的脚尖。即允许在一只脚完全着地的同时，抬起另外一只脚的后跟，而以其脚尖着地。双腿可以分开一些或者自由地进行十字交叉。双膝可稍许分开，但不宜离得过远。肩、臂应自然放松，手部不宜随意摆动。上身应当伸直，并且目视前方。头部不要晃动，下巴避免向前伸出。采用此种站立姿势时，非常重要的一点是：叉开的双腿不要反复不停地换来换去，否则会给人以浮躁不安、极不耐烦的印象（图3－18）。

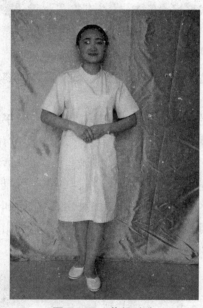

图3－18　恭候站姿

服务站姿：

采用为患者服务时的站姿，头部可以微微侧向自己的服务对象，但一定要保持面部的微笑，手臂可以持物，也可以自然下垂。在手臂垂放时，从肩部至中指应当呈现出一条自然的垂线。小腹不宜凸出，臀部同时应当紧缩。它最关键的地方在于：双脚一前一后站成"丁字步"，即一只脚的后跟靠在另一只脚的内侧；双膝在靠拢的同时，两腿的膝部前后略微重叠（图3－19）。

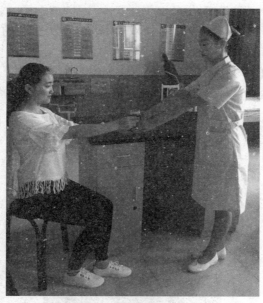

图 3 - 19　服务站姿

咨询站姿：

采用咨询站姿，技巧上有五个重点。一是手脚可以适当地进行放松，不必始终保持高度紧张的状态。二是可以在以一条腿为重心的同时，将另外一条腿向外侧稍稍伸出一些，使双脚呈叉开之状。三是双手指尖朝前轻轻地扶在身前的服务台上。四是双膝要尽量地伸直，不要令其出现弯曲。五是肩、臂自然放松，在敞开胸怀的同时，一定要伸直脊背。兼顾上述五点，采用咨询站姿时就可以算是完美了。不可否认的是，采取此种站姿，既可以不失仪态美，又可以减缓疲劳（图 3 - 20）。

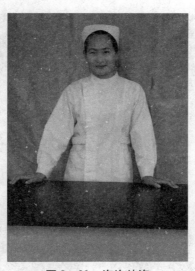

图 3 - 20　咨询站姿

休闲站姿:

身体直立,肌肉放松,双手自然下垂,双脚以一条腿为重心的同时,将另一条腿向外稍伸,使双脚呈左右叉开状或"丁"字形变化(图3-21)。

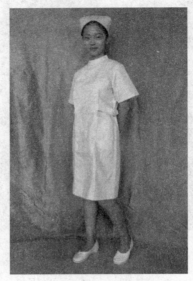

图3-21 休闲站姿

②坐姿。

标准坐姿(图3-22)

适用于最正规的场合。要求是:上身正直,双眼平视,坐在椅面前3/4。上身与大腿、大腿与小腿,都应当形成直角,小腿垂直于地面。双膝、双脚包括两脚的跟部,都要完全并拢。

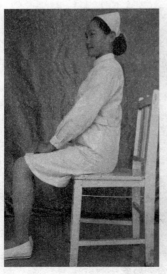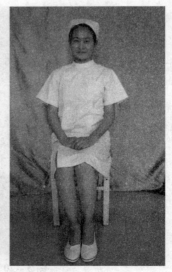

图3-22 标准坐姿

后点式

适合一般场合，男女皆宜。两条大腿首先并拢，双膝可以略微打开，两条小腿可在稍许分开后向内侧后屈回，双脚脚掌着地（图3－23）。

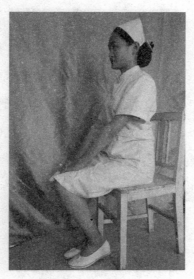

图3－23 后点式

侧点式

适于穿裙子在较低处就座时，双腿首先并拢，然后双脚向左或向右侧斜放，力求使斜放后的腿部与地面呈45°（图3－24）。

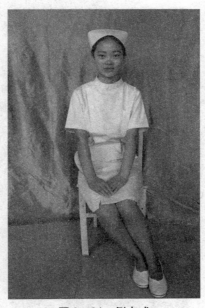

图3－24 侧点式

侧挂式

在侧点式基础上，左小腿后屈，脚绷直，脚掌内侧着地，右脚提起，用脚面贴住左踝，膝和小腿并拢，上身右转（图3-25）。

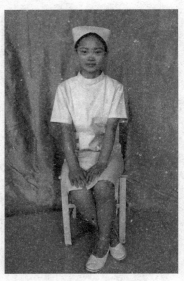

图3-25 侧挂式

曲直式

女性适用的一种优美坐姿。大腿并紧之后，向前伸出一条腿，并将另一条腿屈后，两脚脚掌着地，双脚前后要保持在一条直线上（图3-26）。

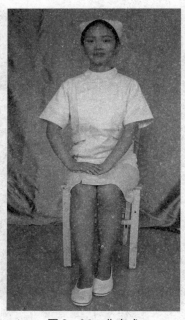

图3-26 曲直式

③走姿。

行姿的基本要求：

护士应当掌握的行进姿势的基本要点是：身体协调，姿势优美，步伐从容，步态平稳，步幅适中，步速均匀，走成直线。

● 方向明确。在行走时，必须保持明确的行进方向，尽可能地使自己犹如在一条直线上行走。做到此点，往往会给人以稳重之感。具体的方法是，行走时应以脚尖正对着前方，形成一条虚拟的直线。每行进一步，脚跟都应当落在这一条直线上。

● 步幅适度。步幅，又叫步度。它所指的是人们每走一步时，两脚之间的正常距离。护士在行进之时，最佳的步幅应为本人的一脚之长。即行进时所走的一步，应当与本人一只脚的长度相近（即男子每步约 40 cm，女子每步约 36 cm），与此同时，步子的大小，还应当大体保持一致

● 速度均匀。人们行进时的具体速度，通常叫作步速。对护士来讲，步速固然可以有所变化，但在某一特定的场合，一般应当使其保持相对稳定，较为均匀，而不宜使之过快过慢，或者忽快忽慢，一时间变化过大。一般认为，在正常情况下，护士在每分钟之内走 60～100 步都是比较正常的。

● 重心放准。在行进时，能否放准身体的重心，极其重要。正确的做法应当是：起步之时，身体须向前微倾，身体的重量要落在前脚掌上。在行进的整个过程之中，应注意使自己身体的重心随着脚步的移动不断地向前，而切勿让身体的重心停留在自己的后脚上。

● 身体协调。人们在行进时，身体的各个部分之间必须进行完美的配合。在行进时如欲保持身体的和谐，就需要注意：走动时要以脚跟首先着地，膝盖在脚部落地时应当伸直，腰部要成为重心移动的轴线，双臂要在身体两侧一前一后地自然摆动。

● 造型优美。行进的时候，保持自己整体造型的优美，是护士不容轻视的一大问题。要使自己在行进之中保持优美的身型，就一定要做到昂首挺胸，步伐轻松而矫健。其中最为重要的是，行走时应面对前方，两眼平视，挺胸收腹，直起腰、背，伸直腿部，使自己的全身从正面看上去犹如一条直线（图 3－27）。

● 蹲姿。

在工作岗位上服务于人之时，通常不允许护士采用蹲的姿势去直接面对自己的服务对象。

适用情况：

● 整理工作环境。在需要对自己的工作岗位进行收拾、清理时，可采取蹲的姿势。

● 给予人帮助。需要以下蹲之姿帮助人时，如与一位迷路的儿童进行交谈时，可以这样做。

● 提供必要服务。一般认为，当服务人员直接服务于客人，而又有其必要时，可采用下蹲的姿势。另外，当客人坐处较低，以站立姿势为其服务既不文明、方便，又因高高在上、失敬于人时，亦可改用蹲的姿势。

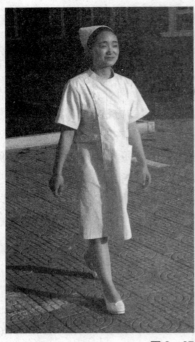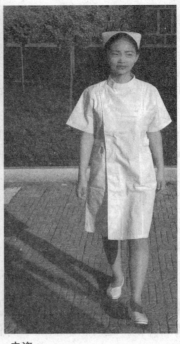

图 3 - 27　走姿

● 捡拾地面物品。当本人或他人的物品落到地上，或需要从低处被拿起来时，不宜弯身捡拾拿取，不然身体便会呈现前倾后撅之态，极不雅观。面向或背对他人时这么做，则更为失仪。此刻，采用蹲的姿势最为恰当。

● 自己照顾自己。有时，需要自己照顾一下自己，如整理一下自己的鞋袜，亦可采用蹲的姿势。

正确蹲姿：

一是高低式。

高低式蹲姿，是广大护士平日所用最多的一种蹲的姿势。它的基本特征是双膝一高一低。它的要求是：下蹲之时，双脚不并排在一起，而是左脚在前，右脚稍后。左脚应完全着地，小腿基本上垂直于地面；右脚则应脚掌着地，脚跟提起。此刻右膝须低于左膝，右膝内侧可靠于左小腿的内侧，形成左膝高右膝低之态。女性应靠紧两腿，男性则可适度地将其分开。臀部向下，基本上以右腿支撑身体。男性在工作时选用这一方式，往往更为方便（图 3 - 28）。

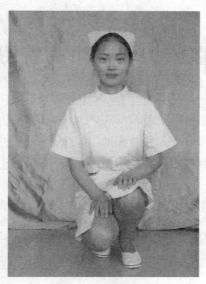

图 3 – 28　高低式

二是半跪式。

半跪式蹲姿，又叫作单跪式蹲姿。它也是一种非正式蹲姿，多用于下蹲时间较长，或为了用力方便之时。它的基本特征是双腿一蹲一跪。其主要要求为：下蹲之后，改为一腿单膝点地，臀部坐其脚跟之上，而以其脚尖着地。另外一条腿，则应当全脚着地，小腿垂直于地面。双膝应同时向外，双腿应尽力靠拢（图 3 – 29）。

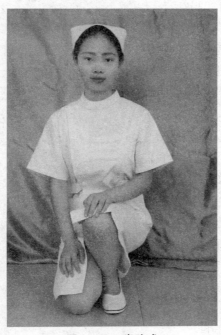

图 3 – 29　半跪式

2. 临床护理常用礼貌用语

说话、做人要有礼貌。礼貌是处理人与人之间关系的一种规范，是人们在日常交往中应该共同遵守的道德准则，若想与人和谐相处、减少矛盾与冲突，一定不能忽视讲礼貌的作用，尤其是礼貌用语的恰当使用。在学会礼貌用语的同时，更要注重自己说话的态度，要用你的态度去感染对方。

下面是临床护理常用的礼貌用语。

一、文明亲情服务用语

1. 同志，您好！
2. 欢迎您！
3. 请！
4. 对不起！
5. 再见！
6. 谢谢！
7. 请问找哪位？
8. 有什么事，我可以帮您吗？
9. 请您到这边来！
10. 不客气，这是我们应该做的。
11. 请稍等一下，我马上就过来。
12. 请您支持我们的工作，谢谢合作。
13. 请您遵守公共秩序。
14. 请放心！医护人员会尽心尽力。
15. 有什么不舒服，请及时告诉我们。
16. 别紧张，一会儿就好。
17. 别急，有话请您慢慢说。
18. 让您久等了，对不起。
19. 有不清楚的地方，请来问。
20、您的心情我理解，我们一定尽力。
21. 条件有限，请多原谅！
22. 请多提宝贵意见！
23. 请您遵守医院规章制度。
24. 时间不早了，请休息吧！

25. 打扰您了，请起来一下！

26. 请问还需要我帮忙吗？

二、亲情护理"三个10"工程

（一）语言与行为"10要"

1. 要向病人介绍你的名字。

2. 要使用清楚、简洁、朴实的语言与病人交谈。

3. 要专心、耐心地倾听病人的声音与感受。

4. 要了解病人的心身状态与要求并尽力给予满足。

5. 要用解释性、安慰性和积极暗示性语言。

6. 要用病人能够明白的方式进行健康指导。

7. 要让病人重复你给他讲的健康教育关键点。

8. 要对病人提出的问题给予反馈。

9. 要注意护士的体态、行为与举止规范。

10. 要说"对不起"。

（二）语言与行为"10不要"

1. 不要使用忌语及粗俗词语。

2. 不要说"不"或"不知道"。

3. 不要"不理不睬"、"不闻不问"。

4. 不要直接呼叫病人床号。

5. 不要大喊大叫，耳语，咕哝。

6. 不要带着不良情绪与病人交流。

7. 不要与病人发生口角或顶撞病人。

8. 不要打断病人言语，尤其是病人在诉说不快时。

9. 不要使用任何体语或暗示给病人传递消极情绪。

10. 不要打听病人隐私，除非临床需要。

（三）10个字

多：多理解、多巡视、多沟通；

少：少怨气、少牢骚；

无：冷、硬、顶、推、拖；

勤：眼勤、嘴勤、腿勤、手勤、脑勤；

轻：说话轻、走路轻、操作轻、开关门轻；

大：贡献大、肚量大；

情：真情相对、亲情关怀；

忍：忍耐、忍让，树立"病人总是对的"观念；

换：换位思维、以心换心；

全：全心全意、全身心投入、全过程优质。

三、公共服务用语

1. 您好!

2. 请!

3. 请进!

4. 请坐!

5. 请稍等一下，我马上就来。

6. 有什么事，我可以帮您吗?

7. 对不起。

8. 不客气，这是我们应该做的。

9. 谢谢!

10. 请配合一下。

11. 请您支持我们的工作，谢谢合作!

12. 请您到这边来。

13. 别急，有话您慢慢说。

14. 让您久等了，对不起。

15. 有什么不清楚的地方，请再来问。

16. 您的心情我很理解，我们一定努力。

17. 祝您早日康复!

18. 您走好!

19. 条件有限，请多原谅!

20. 请多提宝贵意见。

21. 欢迎您检查指导工作。

22. 打扰您了，请起来一下!

23. 请您遵守医院规章制度。

24. 时间不早了，请休息吧!

25. 您提的意见很好，我们一定会认真改进的。

四、行为规范用语

（一）公共行为规范

1. 病人至上，质量第一。对病人主动、热情、亲切和蔼、耐心真诚，语言要"您好!"为先，"请"字开头，"谢"字结尾，微笑服务，不责备病人。

2. 迎送用语。病人入院是建立良好关系的开始，护士要起立热情接待，给病人及家属以必要的解释与帮助，并把病人护送至病床。病人出院要送至楼梯口或电梯口，以送别语与病人告别，切忌语"再见"。如行李多或病人行动不便，嘱家属照顾好病人，或帮提行李送至医院大门口。

3. 在病人面前不要闲谈、吃东西、吸烟、饮酒、掏鼻孔、挖耳朵、剪指甲、搓泥垢、搔痒，也不要脱鞋、伸懒腰、哼小调、打哈欠。如果要打喷嚏、咳嗽，应用手帕捂住嘴，将身子侧开，不要正对病人。不打瞌睡，不扎堆聊天，不看电视，不玩电脑游戏，不做私事，不离岗。

4. 尊重病人的风俗习惯和宗教信仰，不对病人的外形评头品足，更不得讥笑、模仿、围观以及表现其他怪样的表情，也不可以给病人起绰号。

5. 应主动与职工和熟悉的病人打招呼，在走廊、过道、电梯或活动场所与病人相遇，应主动礼让，如在行进过程中，遇到病人谈话或平行拦住去路，不得从其中间穿过，如紧急需通过，应先向对方说声"请让"，通过后，再回头说声"谢谢！"。

6. 做到"四轻"：走路轻、关门轻、说话轻、操作轻，不在病人面前或病房、办公室内争吵或争论，推车、搬动桌椅、输液架等物品均要轻缓，不拖拉。

7. 对来了解病情的单位领导或病人家属要热情接待，详细解答或解决有关问题，涉及病情的程度及预后婉转地告知找××经管医师，切忌说：不知道，找×××问去。

8. 遇到上级、医院领导或职工来科室时，应起身主动微笑打招呼，虚心接受意见。

9. 当病人对护士有误会或发脾气时，护士应控制自己的情绪，保持冷静，不与病人正面争执，应婉转地解释或交给其他同事处理，自己暂时离开。病人对收费有疑问时，耐心解释，病人仍不理解，请护士长或主治医师调解。如有错收情况，应真诚地向病人道歉，并马上纠正错误。

10. 抢救病人时，由于病情和时间不允许，护士应充分运用体态语言，如冷静的情绪、体贴的神情、熟练的技术、紧张的作风等，以体现认真负责的行为举止。外伤病人待生命体征平稳后应细心为病人擦净身上的血渍污垢。

11. 当护士正在抢救病人，另一病人要求帮他做事时，应恳切地说："对不起，我们正在抢救病人，稍等，我会尽快来的。"

12. 接电话时，电话铃响三声之内应拿起话筒，先说，"您好"，再介绍单位科室名称，然后询问对方找谁，有什么事需要帮助，交谈中态度要亲切和蔼，如果要找的人不在，应客观地告知去向，并询问是否要留言或转告。注意：电话交谈时间不宜过长，放话筒动作要轻，以免引起误会。接听呼叫器语言：您好，您有什么事？好，我马上就到。

五、岗位行为规范用语

（一）入院

1. 您好，请坐，我是护士×××，请把病历及住院证给我，我马上为您安排床位。（铺床后返回护士站扶病人或帮忙提物）我现在带您到病房。

2. 现在给您测一下体温、血压，请配合一下。

3. 您好，我是责任护士张××，负责您的护理工作。现在给您介绍一下病区的有关情况（住院须知及入院宣教内容），还有不清楚的地方，请再来问我。

4. 您的主管医生是王××，一会儿他就过来看您。

5. 您好，明天早晨 7 点以前请您留取第一次尿（便），放在×门外的标本箱内。

6. 您好，我是护士长李××，负责全科的护理工作，您有什么意见和要求尽管说，我们一定认真听取和改进。

（二）治疗

1. 您好，现在为您做××治疗，会有点不舒服（会有疼痛），我尽量轻点，请配合一下好吗？

2. 您好，我现在要给您输液，大约需要×小时，是否去一下卫生间？（协助取舒适卧位，注意肢体保暖）

3. 对不起，给您增加痛苦了，再配合一次好吗？

4. 这是您的药，请服下好吗？要注意多喝水。

5. 小朋友，你叫什么名字？阿姨给你打个针，勇敢点好吗？

6. 您好，您的孩子叫×××吗？现在给他输液（打××针），请协助一下好吗？

7. 您好，明天上（下）午×时给您做手术（××检查），请您×时开始不要吃东西，×时开始不要喝水。请不要紧张，晚上一定要好好休息。

8. 现在为您做清洁皮肤（做××药过敏试验、抽血），请配合一下好吗？

9. 您现在在输液，有情况请及时通知我们，我们也会经常来看您的，同时嘱托同室病友也互相关照。

（三）巡视病房

1.（晨护时）您好，昨晚休息得好吗？感觉怎么样？现在我们来帮您整理床铺，请将××杂物放进纸篓里，注意保持病室整洁，谢谢您的配合。

2. 您的液马上就要输完了，请不要着急，我马上给您更换。

3. 您感觉怎样（观察液体流畅情况、局部）？需要帮助吗？（喝水、如厕）

4. 您好，我是护士张××，今晚我值班，现在来看您。感觉怎么样？晚上如有什么事，请尽管告诉我或按呼叫器。

（四）病房管理

1. 对不起，为了保持病房整洁，请您将××物品放在××处。

2. 对不起，病房需要安静，请您说话声音小一点（将电视音量调低一些）好吗？

3. 为了保证您的治疗和安全，住院期间请您不要外出。

4. 对不起，请不要在病区内吸烟。谢谢合作！

（五）产房

1. 您好，请换好拖鞋，我现在扶您上产床。

2. 您好，我是助产士李××，从现在开始，我将陪伴您，为了使孩子顺利出生，请您一定要配合好。

3. 您好，做胎儿监护需要 20～40 分钟，请配合一下好吗？

4. 恭喜您生了一个男孩（女孩）（抱孩子给产妇看）。

5. 您还需要留在分娩室观察一会儿，如有什么不适请及时告诉我。

6. 您好！感觉怎样？我现在送您回病房休息。

（六）手术

1. 您好，请问您叫××吗？我现在送您到手术室，请不要紧张。

2. 您好，请问您是××吗？（查对）我是手术室护士钱××，请不要太紧张，手术期间我会一直守候在您身边的，请放心。

3. 手术很快就要开始了。请不要紧张，我们会认真仔细地给您做手术的，请您放心。

4. 手术中感觉有什么不舒服，请告诉我（适当运用体势语言，以示鼓励）。

5. 您配合得很好，手术已完成，一会儿我和医生送您回病房。

6. （术后回病房，护士主动迎接并安慰病人）您的手术很顺利，术后护理由我负责，我会随时来看您。

（七）出院

1. 您可以出院了，请您或您的亲属到住院部一楼入出院登记处办理一下出院手续。

2. 您好，这是医生给您开的药，请您饭前（后）服用，注意多喝水，出院后活动要适量，饮食要注意×××。您可以再仔细看一下"出院指导卡"，上面也有我们科的联系电话，有事来电话咨询。

3. 您好，为了改进我们的服务，请您多提宝贵意见。

4. 您提的意见很好，我们一定会认真改进的，感谢您对我们工作的理解与支持。您多保重，请慢走！

附:《基础护理技术实训指导》实训教学大纲

一、实训目的、性质和任务

基础护理技术是一门实践性强的学科,是临床各专科护理的基础,是护士完成护理工作必须掌握的基本技能,也是考查一名合格护士的重要标志之一。

我们在教学过程当中,按照市场的需求,以学生能力培养为目标,贴近社会、贴近学生、贴近临床,培养学生具有良好的职业素质,能全面、系统地领会和掌握护理学的基本理论、基本知识和较强的实践操作能力。能够正确运用护理程序对护理对象实施整体护理。为适应现代护理的需求,在实训教学过程中,对每一个实训项目进行操作练习及考核,要求学生必须达到实训要求。

二、实训基本要求

1. 学生能够独立完成常用基础护理技术操作。

2. 在操作过程中,培养学生的爱伤观念,体现"以人为本"的教育理念。

3. 培养学生的责任心、爱心、耐心、包容心、细心。在进行各项操作时,严格执行操作原则。领会原则的重要性。

4. 培养学生具有一丝不苟的、严谨求实的工作态度,具有团队合作精神,建立良好的人际关系和沟通能力。

5. 培养学生具有职业防护意识及技能,保护自己、保护他人。

6. 学会遵守各种规章制度。

三、实训内容及学时分配(74 学时)

序号	实训项目名称	教学要求	学时
实训一	备用床	熟练掌握	4
实训二	暂空床	熟练掌握	2
实训三	麻醉床	熟练掌握	2
实训四	卧床病人更换床单法	学会	2
实训五	轮椅运送病人法	学会	2
实训六	平车运送病人法	学会	2

续表

序号	实训项目名称	教学要求	学时
实训七	无菌技术基本操作	熟练掌握	6
实训八	穿脱隔离衣	熟练掌握	4
实训九	帮助病人翻身侧卧	学会	2
实训十	帮助病人移向床头	学会	2
实训十一	约束带的使用	学会	2
实训十二	体温、脉搏、呼吸、血压的测量	熟练掌握	4
实训十三	体温单的绘制	熟练掌握	2
实训十四	口腔护理	学会	2
实训十五	床上擦浴	学会	2
实训十六	床上洗头	学会	2
实训十七	鼻饲	学会、掌握	2
实训十八	导尿术	学会、掌握	4
实训十九	膀胱冲洗术	学会	1
实训二十	大量不保留灌肠	学会、掌握	1
实训二十一	保留灌肠	学会、掌握	1
实训二十二	口服给药	学会	2
实训二十三	超声波雾化吸入疗法	学会	1
实训二十四	药液抽吸法	熟练掌握	4
实训二十五	皮内注射	熟练掌握（1 对 1）	2
实训二十六	皮下注射	熟练掌握	2
实训二十七	肌肉注射	熟练掌握（1 对 1）	6
实训二十八	静脉注射	学会	2
实训二十九	密闭式周围静脉输液法	熟练掌握（1 对 1）	6
实训三十	套管针静脉输液法	学会	1

序号	实训项目名称	教学要求	学时
实训三十一	静脉输血法	学会	1
实训三十二	乙醇拭浴	学会	2
实训三十三	静脉采血	学会	1
实训三十四	动脉采血	学会	1
实训三十五	鼻导管吸氧法	熟练掌握	2
实训三十六	电动吸引器吸痰	学会	2
实训三十七	洗胃法	学会	2
实训三十八	心肺复苏	熟练掌握	2
实训三十九	尸体护理	学会	2
实训四十	护理病案的书写	学会	2

参 考 文 献

［1］余剑珍．基础护理技术［M］．（第二版）．北京：科学出版社，2007.

［2］王冬梅．基础护理技术实训指导［M］．北京：科学出版社，2010.

［3］马树平，郝静．护理专业技术实训［M］．（案例版）．北京：科学出版社，2010.

［4］付能荣．护理技术上册［M］．（第三版）．北京：科学出版社，2013.

［5］王颖．医护礼仪与形体训练［M］．（第三版）．北京：科学出版社，2012.

［6］张晓幸，张美琴．基本护理技术［M］．北京：高等教育出版社，2013.

［7］崔焱．护理学基础［M］．北京：人民卫生出版社，2001.

［8］王春．实用礼仪全精通［M］．北京：中国纺织出版社，2013.